Das Prinzhausen-Prinzip

Die Ernährungsstrategie zur Leistungssteigerung im Ausdauersport

Das Prinzhausen-Prinzip

Die Ernährungsstrategie zur Leistungssteigerung im Ausdauersport

Dipl. Troph. Jan Prinzhausen
Dr. rer. nat. Martina Herget

1. Auflage 2009

mit 68 Abbildungen und 11 Tabellen

KVM
Der Medizinverlag

KETOLINE®

Die Deutsche Nationalbibliothek – CIP-Einheitsaufnahme
Ein Titeldatensatz für diese Publikation ist bei der Deutschen Nationalbibliothek erhältlich.

Anschriften der Verfasser:

Dipl. Troph. Jan Prinzhausen
Ketoline
Hinter Malzens Garten 5
07751 Milda

Dr. rer. nat. Martina Herget
Lehen 7
83109 Großkarolinenfeld

Wichtiger Hinweis:
Wie jede Wissenschaft ist die Ernährungswissenschaft ständigen Entwicklungen unterworfen. Forschung und Erfahrung erweitern unsere Erkenntnisse. Soweit in diesem Werk eine Ernährungsempfehlung angegeben wird, darf der Leser zwar darauf vertrauen, dass Autoren, Herausgeber und Verlag große Sorgfalt darauf verwandt haben, dass diese Angabe dem Wissensstand bei Fertigstellung des Werkes entspricht. Jedoch kann für alle Angaben von Autoren und Verlag keine Gewähr übernommen werden. **Jede Anwendung erfolgt auf eigene Gefahr des Benutzers.**
Autoren und Verlag appellieren an jeden Benutzer, ihm etwa auffallende Ungenauigkeiten dem Verlag mitzuteilen.

Die Verfasser weisen darauf hin, dass die Wissenschaftler, deren Untersuchungsergebnisse hier mit eingeflossen sind, damit nicht zwingend die Meinung der Autoren stützen.

Printed in Poland

Grafiken: Jan Prinzhausen
Covergestaltung: Lisa Lohse, Marburg
Redaktion: Katrin von der Decken
Satz und Layout: Katja Kubisch, Marburg
Druck: Drukarnia Dimograf, Bielsko-Biala

ISBN: : 978-3-940698-03-2

Inhaltsverzeichnis

Geleitwort

In den letzten Jahren hat die Forschung im Bereich kohlenhydratreduzierter Ernährung deutlich zugenommen. Das Anliegen vieler Wissenschaftler ist es, den Einfluss des Kohlenhydratanteils der Nahrung in der Prävention und Therapie des metabolischen Syndroms zu untersuchen. Das metabolische Syndrom bezeichnet das kombinierte Vorliegen verschiedener Erkrankungen bzw. Stoffwechselstörungen wie stammbetonte Adipositas, Diabetes mellitus Typ 2, verschlechterte Blutfettwerte und Bluthochdruck. Für Interessierte, die sich mit der Thematik „Ernährung und metabolisches Syndrom" eingehender befassen möchten, sei das Lesen der Bücher von Dr. Nicolai Worm empfohlen.

Parallel dazu steigt in der Wissenschaft auch das Interesse bezüglich kohlenhydratreduzierter, fettproteinbetonter Ernährung im Sport. Hauptaugenmerk liegt hier auf der Beeinflussung der Leistungsfähigkeit, insbesondere im Langzeitausdauerbereich sowie der optimalen Steuerung der Körperzusammensetzung im Rahmen eines möglichst fettfreien Muskelmasseaufbaus. Erste Hinweise des Vorteils einer kohlenhydratreduzierten Kost im Sport wurden bereits 1974 von Nöcker in seiner Publikation „Die Ernährung des Sportlers" beschrieben. In den Büchern „Strategien der Leistungsernährung für Sportler" (Prinzhausen 2003) und „LOGI und Low Carb in der Sporternährung" (Prinzhausen 2005) werden aktuellere diesbezügliche Forschungsdaten vorgestellt.

Das vorliegende Werk greift den derzeitigen Stand der Wissenschaft auf und liefert eine einfache und verständliche Praxishilfe zur Anwendung kohlenhydratreduzierter Kost im leistungsorientierten Sport. Der Schwerpunkt liegt dabei auf der Beeinflussung der Leistungsfähigkeit im (Langzeit-) Ausdauersport. Das Buch soll dabei als Anleitung für alle interessierten Sportler sowie deren Trainer und Betreuer dienen.

Die Verfasser legen bei ihren nachfolgenden Ausführungen Wert auf die Verknüpfung von Theorie und Praxis, wobei die praktische Umsetzung im Vordergrund steht. Viele Erfahrungen und Rückmeldungen aus der Betreuung von professionellen Leistungssportlern und leistungsorientierten Amateur- und Freizeitsportlern sind in dieses Buch eingeflossen. Da die hier vorgestellte Strategie in der Ernährung primär den gedanklichen Entwicklungen des Hauptautors entspricht, erfolgt die Bezeichnung nachfolgend vereinfachend als das „Prinzhausen-Prinzip" im Ausdauersport.

Dieses Prinzip wurde aus vielen wissenschaftlichen Studien abgeleitet und im Laufe der Zeit anhand der Rückmeldungen von betreuten Sportlern sowie aktueller wissenschaftlicher Daten immer wieder modifiziert und optimiert. Zu den einzelnen Elementen des Prinzips liegen zahlreiche Studienergebnisse vor, in seiner Gesamtheit ist das Prinzip jedoch noch nicht wissenschaftlich überprüft.

Der Ansatz der Autoren für die Ernährungsgestaltung von Sportlern darf als innovativ und wissenschaftlich gut begründet angesehen werden. Die vielen positiven Erfahrungswerte betreuter Athleten mit dem „Prinzhausen-Prinzip" lassen vermuten, dass diese Strategie zukünftig im Sport neben den herkömmlichen Kostempfehlungen an Bedeutung gewinnen und seinen festen Platz in der Ernährungsbetreuung von Sportlern erhalten wird.

Ich wünsche den Lesern, dass die Lektüre dieses Buches zu weiteren sportlichen Erfolgen beitragen kann!

Saarbrücken, im März 2009 Dr. med. Torsten Albers

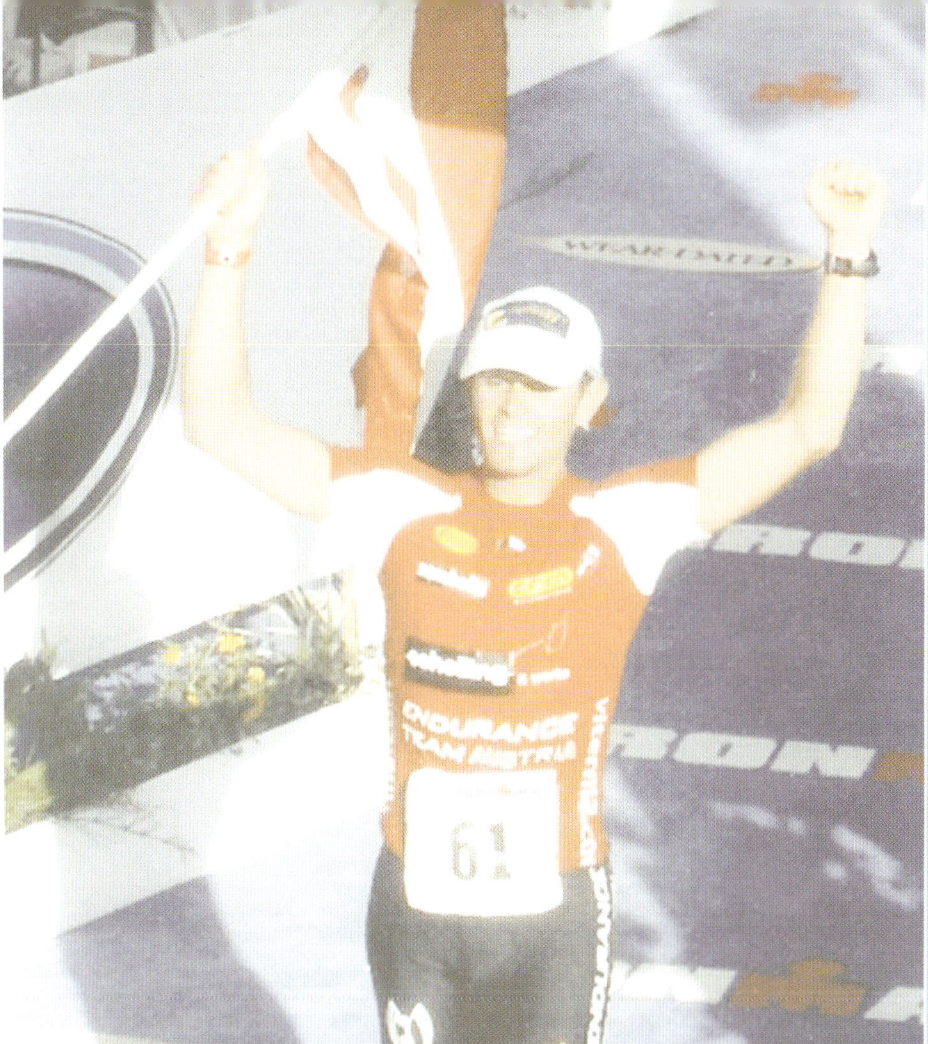

Wozu dient das Prinzhausen-Prinzip?

Das Prinzhausen-Prinzip soll Leistungssteigerungen im Ausdauersport ermöglichen. Der Schwerpunkt liegt dabei bei einer Anpassung der Ernährung an die Trainingsintensitäten: Eine kohlenhydratreduzierte Ernährung wechselt sich gezielt mit einer kurzfristig kohlenhydratbetonten Ernährung ab. Dadurch soll eine optimale Basisernährung, Vorwettkampf- und Wettkampfernährung gewährleistet werden. So können sich das extensive Ausdauerleistungspotenzial und die Leistungen bei intensiven Belastungen verbessern. Außerdem wird die Fettverbrennung während der Ausdauerbelastung gesteigert und der Kohlenhydratabbau zur Energiebereitstellung ökonomisiert.

Je länger Ausdauerbelastungen andauern, desto effektiver kann das Prinzhausen-Prinzip angewendet werden. Daher kann z. B. ein Triathlet auf der Ironman-Distanz mehr davon profitierten, als ein Triathlet auf der Kurzstrecke.

1 Etwas Theorie zum besseren Verständnis

Kohlenhydrate werden seit Jahrzehnten als wichtigster Energieträger in der Sporternährung beschrieben. Athleten, welche die Kohlenhydratzufuhr vermindern, fühlen sich häufig kraft- und lustlos. Daher wird kohlenhydratreduzierte Ernährung im Sport oft kritisch bewertet und als kontraproduktiv dargestellt. Zum besseren Verständnis, wie eine kohlenhydratreduzierte Ernährung dennoch zur Leistungssteigerung beitragen kann, folgt daher zunächst ein Ausflug in die Physiologie des Körpers.

1.1 Der Abbau der Makronährstoffe zur Energiebereitstellung

Beim Abbau der Nährstoffe wird deren Energie genutzt, um Adenosintriphosphat (ATP) zu bilden. Das ATP ist die Form der Energie, mit der die Zellen, Gewebe und Organe, also auch die Muskeln, arbeiten.

In einem ersten Schritt werden die Fette zu Glycerol und Fettsäuren, die Proteine zu Aminosäuren und die Kohlenhydrate zu Einfachzuckern (hauptsächlich Glukose) gespalten. Im weiteren Verlauf werden Fettsäuren, Aminosäuren und Glukose bis auf die Stufe der aktivierten Essigsäure (Acetyl-CoA) abgebaut. Das Acetyl-CoA wird schließlich vollständig verbrannt.

Als Reaktionsprodukte verbleiben Kohlendioxid, Wasser und ATP.

Diese Abbauwege gelten für Fette, Kohlenhydrate und Proteine aus der Nahrung sowie aus körpereigenen Speichern und Strukturen.

In Abb. 1 (s. S. 3) wird vereinfacht der Abbau der Fette, Kohlenhydrate und Proteine dargestellt.

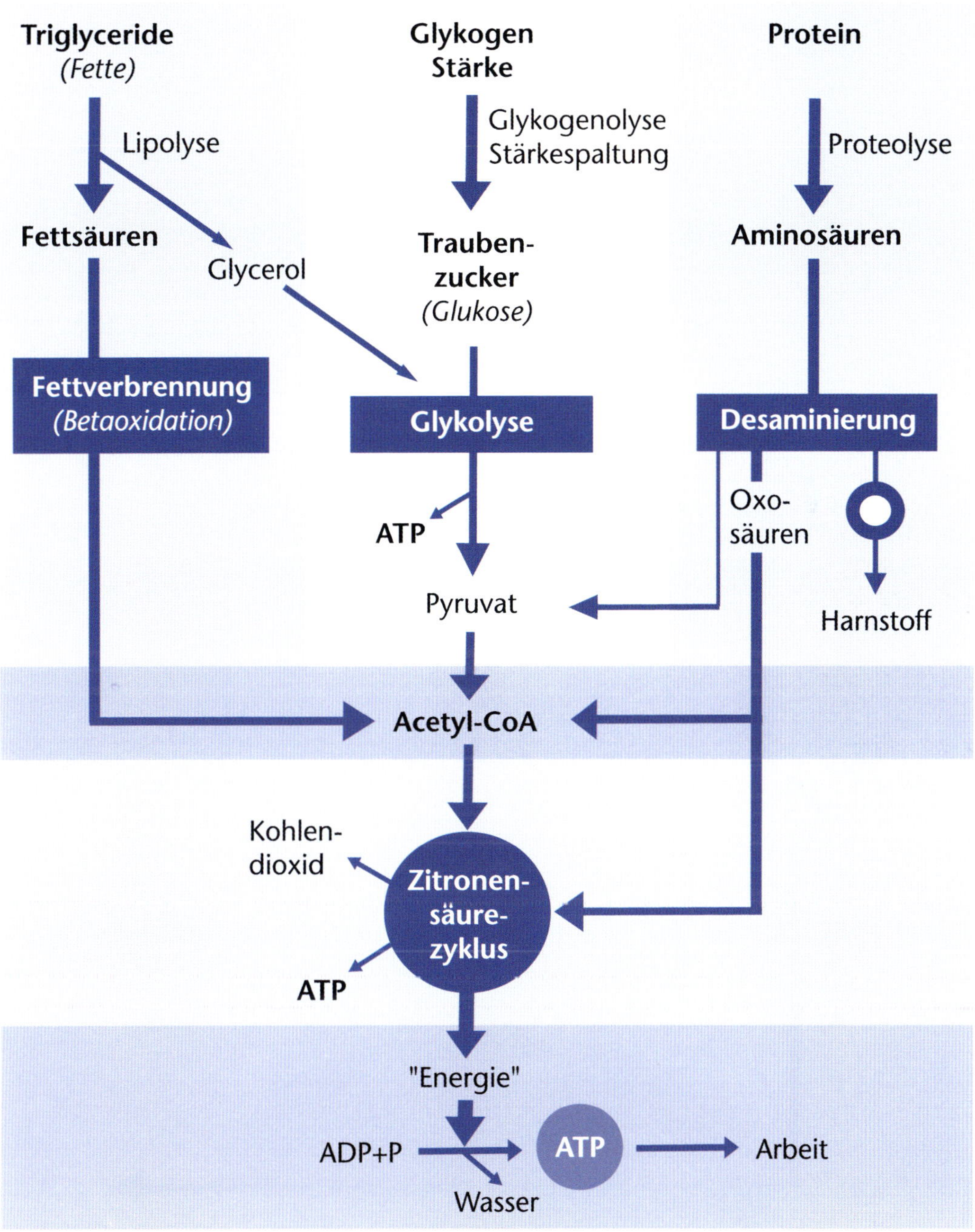

Abb. 1: Abbau der Nährstoffe zur Energiebereitstellung (ATP: Adenosintriphosphat, ADP: Adinosindiphosphat, P: Phosphat)

1.2 Welcher Nährstoff verbrannt wird, hängt von der Belastungsintensität ab

Übersicht

Kohlenhydrate und Fette sind die mit Abstand wichtigsten Energieträger für den Körper. Beide Nährstoffe werden mit der Nahrung zugeführt und auch im Körper gespeichert. Ob und wann die Muskulatur eher Kohlenhydrate oder Fette verbrennt, hängt davon ab, wie intensiv eine Belastung ist (Brozek et al. 1963, Costill 1988), s. Abb. 2. Extensive, d. h. weniger anstrengende Belastungen, werden zum größten Teil mit Energie aus der Fettverbrennung bestritten. Mit zunehmender Belastungsintensität steigt dann der Anteil des Kohlenhydratabbaus an. Intensive, d. h. sehr anstrengende Belastungen werden zum überwiegenden Teil mit Hilfe von Kohlenhydratenergie bestritten, denn intensive Belastungen setzen eine schnelle Energiebereitstellung voraus. Kohlenhydrate ermöglichen diese. Der Fettstoffwechsel ist für die schnelle Energiebereitstellung zu langsam.

Wissenschaftliche Darstellung

Bei der Darstellung der Energiebereitstellung aus den Nährstoffen in Abhängigkeit der Belastungsintensität werden in der wissenschaftlichen Literatur zwei Modelle verwendet. Zum einen wird der Zusammenhang in prozentualen Anteilen der Nährstoffe an der Energiebereitstellung aufgezeigt. Zum anderen wird der absolute Nährstoffabbau in Gramm angegeben.
Die prozentualen Anteile bzw. die Veränderung der Anteile in Prozent beschrieben Brooks und Mercier (1994). Danach liegt der Anteil der Fettenergiebereitstellung in Ruhe bei ca. 70–80 %, der Anteil des Kohlenhydratabbaus demzufolge bei 20–30 %. Bei Belastungen von

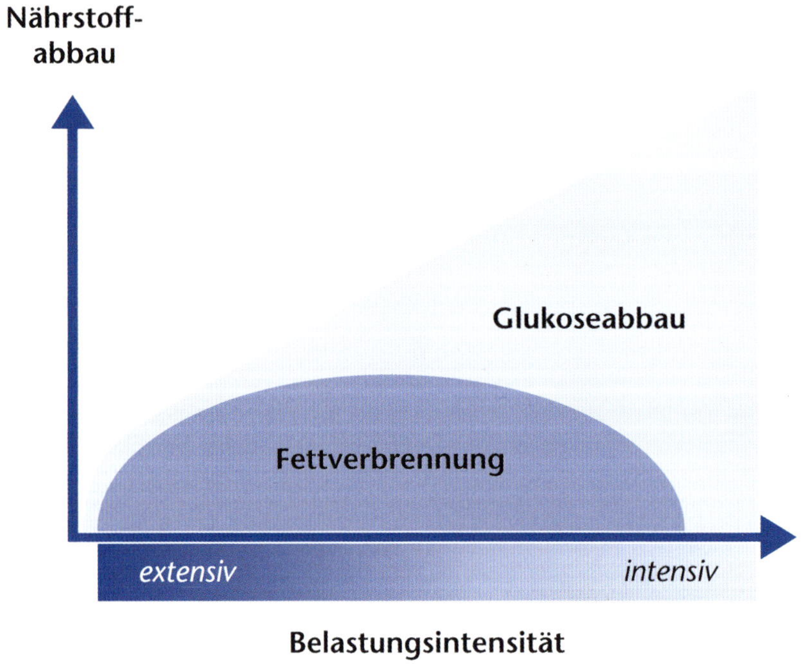

Abb. 2: Der Nährstoffabbau in Abhängigkeit der Belastungsintensität. Bei extensiven Belastungen werden hauptsächlich Fette, bei intensiven Belastungen hauptsächlich Kohlenhydrate zur Energiebereitstellung genutzt.

100 % des maximalen Sauerstoffaufnahmevermögens (VO_2max, s. Glossar) steigt die Nutzung von Kohlenhydratenergie auf 100 % an, während die Fettverbrennung auf Null sinkt. Bei ca. 70 % der VO_2max schneiden sich die steigende „Kohlenhydratkurve" und die abfallende „Fettkurve". Nach diesem Modell sind intensive Belastungen oberhalb 70 % VO_2max und extensive Belastungen unterhalb 70 % VO_2max einzuordnen. Diese Angaben beziehen sich auf trainierte Personen bei herkömmlicher Mischkost.

Bezogen auf den Energieumsatz stellten Romjin et al. (1993) den Nährstoffabbau bei verschiedenen Belastungsintensitäten dar. Aus diesem Modell wird ersichtlich, dass die Fettverbrennung allmählich bis ca. 65 % VO_2max ansteigt und nachfolgend allmählich absinkt. Der Kohlenhydratumsatz steigt ab 65 % VO_2max hingegen stark an. Die Darstellung der Energiebereitstellung erfolgt in diesem Modell bis 85 % VO_2max. Diskutiert wird, ob die Fettverbrennung bei 100 % VO_2max auf Null absinkt oder nicht (Jeukendrup 2005).

Zur Beantwortung dieser Frage muss berücksichtigt werden, welche Muskelgruppen während einer Belastung arbeiten. Der Stoffwechsel von belasteten Muskeln bei 100 % VO_2max verläuft vollständig anaerob. Das heißt, es steht kein Sauerstoff zur Verfügung. Die Fettverbrennung, welche jedoch sauerstoffabhängig ist, sinkt in der belasteten Muskulatur auf Null ab, da der Sauerstoff durch die Kohlenhydratverbrennung vollständig aufgebraucht wird. Muskeln, welche während der Belastungszeit nicht beansprucht werden und daher den Sauerstoff kaum für die Kohlenhydratverbrennung benötigen, können zur selben Zeit auch weiterhin Fett verbrennen, sodass auch bei 100 % VO_2max noch eine Fettverbrennung stattfindet.

Ursache für den enormen Anstieg des Kohlenhydratumsatzes oberhalb 65–70 % VO_2max ist u. a., dass die begrenzte Energiebereitstellung aus Fetten viel langsamer abläuft. Muskelglykogen steht direkt in der Muskelzelle zur Verfügung und kann im Zellplasma in den Kohlenhydratabbau eingespeist werden. Die Stoffwechselwege und -prozesse des Fettabbaus sind ungleich umfassender (s. Abb. 3, S. 6). Die Fettenergiespeicher befinden sich außerhalb der Muskelzellen im Fettgewebe, in dem die Fette noch in Form von Triglyceriden (je drei Fettsäuren mit Glycerol verbunden) vorliegen. Zunächst müssen die Triglyceride mittels Lipolyse gespalten werden. Die aus den Triglyceriden freigesetzten Fettsäuren müssen dann, gebunden an Albumine, durch das Blut in das Muskelgewebe transportiert werden. Angekommen an der Muskelzelle helfen Fatty Acid Bindig Proteins (FABP) beim Transport der Fettsäuren durch die Muskelzellmembranen.

Innerhalb der Muskelzelle müssen die Fettsäuren durch die Doppelmembran der Mitochondrien transportiert werden. Dieser sog. transmembranöse Transport wird durch L-Carnitin ermöglicht. Die Verknüpfung zwischen L-Carnitin und Fettsäure übernimmt das Enzym Carnitinpalmitoyltransferase 1 (CPT-1). Neben dem L-Carnitin gibt es mit der Fatty Acid Translocase CD 36 [FAT/CD36] (Bezaire et al. 2006, Holloway et al. 2006) einen weiteren mitochondrialen Fettsäuretransporter, der die Energiebereitstellung aus den Fettsäuren beeinflusst.

Im Mitochondrium können die Fettsäuren in der sog. Betaoxidation abgebaut bzw. oxidiert werden. Geschwindigkeitsbestimmender Schritt des Fettabbaus ist dem aktuellen Wissen nach die Aktivität der CPT-1. Diese Aktivität begrenzt letztlich die Energiebereitstellung über Fette bzw. Fettsäuren.

!

Für die Praxis bedeutet das:

- Kohlenhydrate sind nur für das Erbringen intensiver Belastungen notwendig.
- Für das Erbringen extensiver Belastungen reichen die Fette. Kohlenhydratbetonte Ernährung ist nicht notwendig.
- Nach dem Prinzhausen-Prinzip wird die Ernährung daher der Trainingsintensität angepasst.

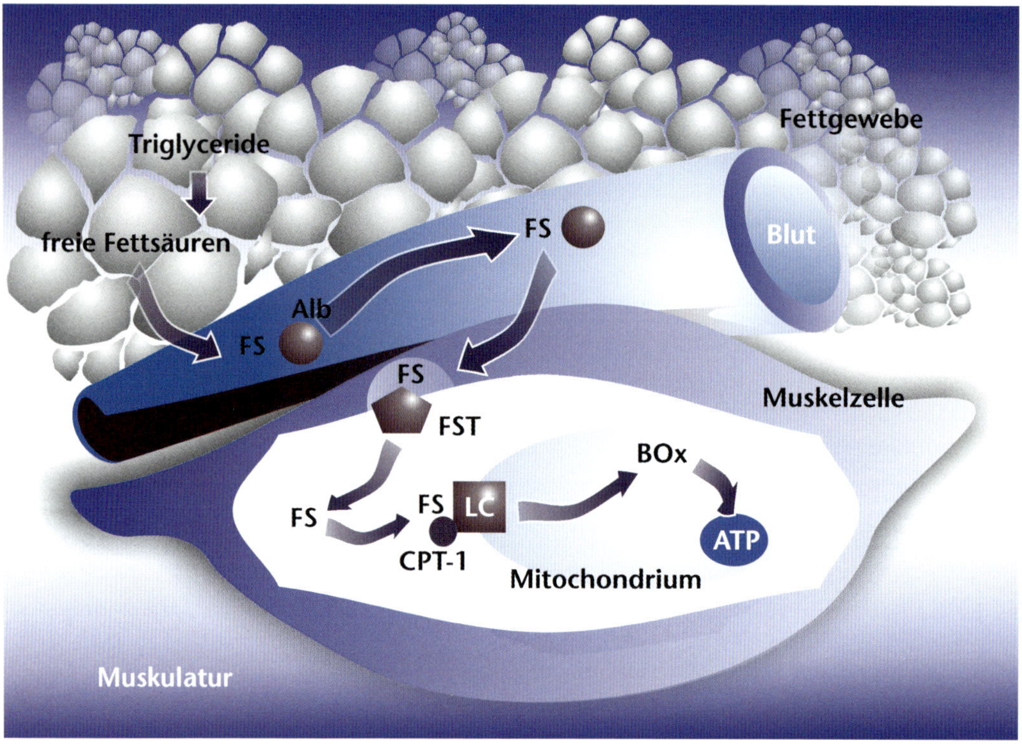

Abb. 3: Fettmobilisierung und Fettabbau zur Energiebereitstellung. Triglyceride werden in der Fettzelle mobilisiert. Via Lipolyse werden die Triglyceride zu Glycerol und Fettsäuren gespalten. Der Transport der Fettsäuren im Blut erfolgt albumingebunden. Spezielle Fettsäuretransporter verhelfen den Fettsäuren in die Muskelzelle. In der Zelle werden die Fettsäuren mit Hilfe der CPT-1 an L-Carnitin gebunden. L-Carnitin-gebunden gelangen die Fettsäuren in das Mitochondrium. Im Mitochondrium erfolgt der Abbau der Fettsäuren in der Betaoxidation. (FS: Fettsäure, Alb: Albumin, FST: Fettsäuretransporter, LC: L-Carnitin, CPT-1: Carnitinpalmitoyltransferase 1, BOx: Betaoxidation, ATP: Adenosintriphosphat)

1.3 Kohlenhydrate hemmen die Fettverbrennung

Übersicht

Da Kohlenhydrate prinzipiell auch bei extensiven Belastungen als Energiequelle dienen können, würde es theoretisch ausreichen, stetig kohlenhydratbetont zu essen. Es stellt sich demnach die Frage: Wieso ist eine gezielte Reduktion der Kohlenhydratzufuhr bei extensiven Belastungen im Sport überhaupt sinnvoll?
In wissenschaftlichen Untersuchungen konnte beobachtet werden, dass Kohlenhydrate die Fettverbrennung nicht nur in Ruhe, sondern auch im Sport bzw. bei körperlicher Aktivität hemmen (Achten und Jeukendrup 2004), d. h. den Fettstoffwechsel unterdrücken. Im Ausdauersport gilt jedoch: Je besser der Fettstoffwechsel trainiert ist, desto besser ist das Ausdauerleistungsvermögen bei Belastungen ab 30–45 Minuten Dauer (Pitsiladis et al. 1999).

Kohlenhydratverzehr führt zur Inaktivierung der am Fettabbau beteiligten Hormone. Sportler, die vor der Belastung Kohlenhydrate aufnehmen, verbrennen diese während der Belastung. Die Fettverbrennung hingegen ist eingeschränkt (s. Abb. 4). Sportler, die keine Kohlenhydrate vor dem Sport zuführen, trainieren den Fettstoffwechsel gezwungenermaßen und verbrennen von Belastungsbeginn an prozentual deutlich mehr Fett.
Sportler mit einem trainierten Fettstoffwechsel können die bei Belastungen oberhalb von 60 Minuten Dauer nur begrenzt verfügbaren Muskelglykogenspeicher sparsamer und effizienter zur Energiebereitstellung einsetzen.

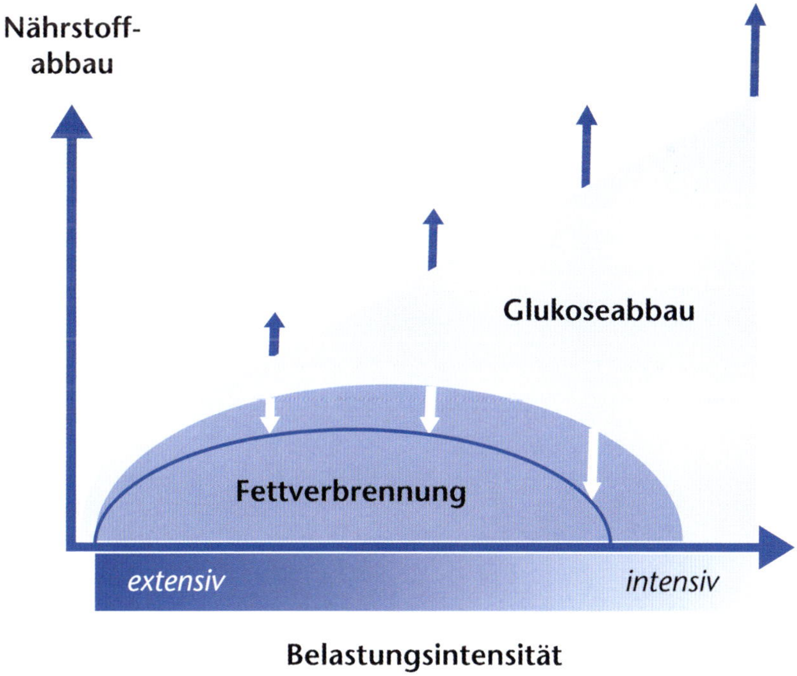

Abb. 4: Effekt der Kohlenhydratzufuhr vor dem Training. Der Anteil der Fettverbrennung wird reduziert (weiße Pfeile) und die Energiebereitstellung über Kohlenhydratabbau erhöht (blaue Pfeile).

Wissenschaftliche Darstellung

Kohlenhydratverzehr führt zum Anstieg des Blutglukosespiegels. Als Folge wird Insulin aus der Bauchspeicheldrüse ausgeschüttet. Insulin stimuliert den Fettaufbau und hemmt den Fettabbau. Je höher der durch Kohlenhydratzufuhr ausgelöste Insulinspiegel, desto ausgeprägter sind diese beiden Prozesse.

Während körperlicher Belastung kommt es zum Anstieg des Glukagon-, Adrenalin-, Wachstumshormon-, Kortisol- und Testosteronspiegels. Diese Hormone wirken dem Insulin teilweise oder vollständig entgegen und begünstigen den Fettabbau. Sinkt der Insulinspiegel, entfaltet sich die Wirkung der Insulingegenspieler (s. Abb. 5). Aufgrund dieser entgegengesetzten Aktivitäten ist ein hoher Insulinspiegel während körperlicher Belastung nicht zu erwarten. Die Stimulierung des Insulins während körperlicher Belastung fällt deutlich schwächer aus im Vergleich zu Ruhe oder bei geringer körperlicher Aktivität.

Werden vor dem Sport keine Kohlenhydrate verzehrt, bleibt der Insulinspiegel niedrig und die benannten, am Fettabbau beteiligten Hormone führen zu einem deutlichen Anstieg der Fettmobilisierung und Fettverbrennung (Galbo et al. 1979, Langfort et al. 1996). Einen Anstieg des Spiegels freier Fettsäuren im Blut – als Reaktion auf einen niedrigen Insulinspiegel – konnten z. B. McConell et al. (1999), Carey et al. (2001) und Stepto et al. (2002) zeigen.

Bekannt sind drei Möglichkeiten, wie Kohlenhydrate zur Verminderung der Fettverbrennung während der Belastung beitragen:

- Die Kohlenhydrate werden vor der Belastung zugeführt.
- Die Kohlenhydrate werden während der Belastung zugeführt.
- Die Kohlenhydrate liegen in Fom von Glykogen im Muskel gespeichert vor.

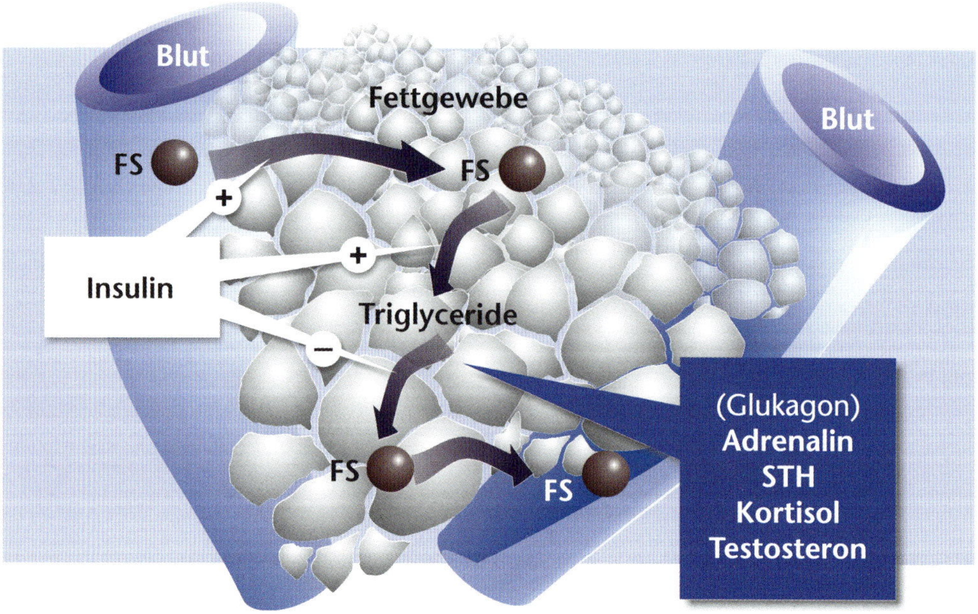

Abb. 5: Hormone, Fettauf- und Fettabbau. Insulin stimuliert die Fettsäureaufnahme von Muskel- und Fettzellen sowie die intrazelluläre Fettbildung. Gegenspieler des Insulins sind Adrenalin, Wachstumshormon, Kortisol und Testosteron. Sie fördern die Fettmobilisierung und führen zur Erhöhung des Fettsäurespiegels im Blut. Glukagon kann den Fettabbau nur in der Leber stimulieren. (FS: Fettsäuren, STH: Wachstumshormon)

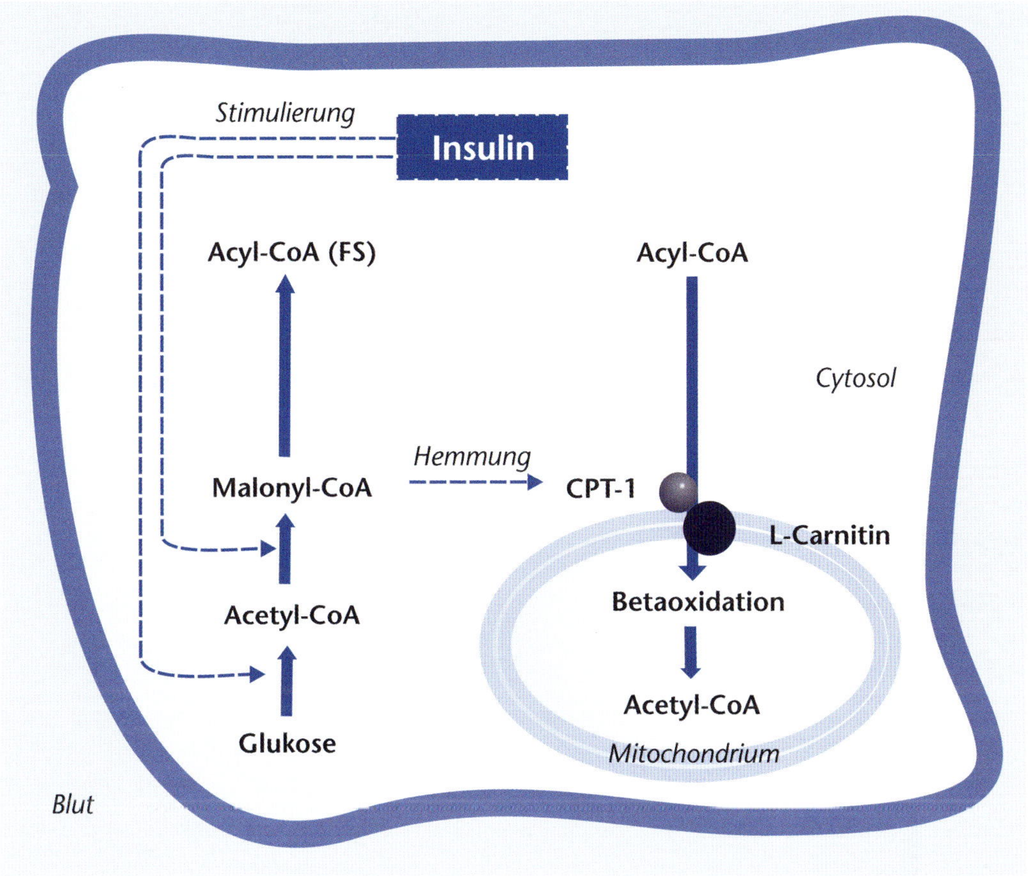

Abb. 6: Kohlenhydrate, Insulin, Malonyl-CoA und CPT-1-Hemmung. Kohlenhydrate stimulieren Insulin. Insulin stimuliert das Enzym Acetyl-CoA-Carboxylase wodurch Acetyl-CoA nicht abgebaut, sondern zum Malonyl-CoA aufgebaut wird. Malonyl-CoA dient anschließend der Fettsäuresynthese. Damit die aufgebauten Fettsäuren (= Acyl-CoA) nicht sofort wieder ins Mitochondrium zur Verbrennung verbracht werden, hemmt Malonyl-CoA die CPT-1.

Kohlenhydratzufuhr vor dem Training führt zum Anstieg des Insulinspiegels. Körperliche Belastung lässt den Insulinspiegel sinken. Der Insulinspiegel fällt jedoch nicht unmittelbar mit Belastungsbeginn auf ein niedriges Niveau ab (Rowlands und Hopkins 2002). Erst allmählich setzen sich mit Absinken des Insulinspiegels die Insulingegenspieler durch (Galbo et al. 1979) (Abb. 7, s. S. 10). Ungünstigerweise hemmt die Kohlenhydratzufuhr vor dem Sport selbst bei weniger anstrengender, extensiver Belastung die Fettverbrennung (Coyle et al. 1997, Horowitz et al. 1997). Das erweist sich als kontraproduktiv, da extensive Grundlageneinheiten speziell zur Förderung der Fettoxidation eingeplant und durchgeführt werden.

Ein Blick auf Zellebene soll nun zeigen, wie u. a. die Fettverbrennung durch Insulin gehemmt wird (s. Abb. 6): Durch die erhöhte Insulinaktivität wird der Stoffwechselmetabolit Malonyl-CoA verstärkt gebildet. Malonyl-CoA ist eine Vorstufe der körpereigenen Fettsäuresynthese. Es hemmt die CPT-1 (McGarry und Brown 1997) und reduziert so den Transport von Fettsäuren in das Mitochondrium (Wolfe 1998). Malonyl-CoA wirkt daher als geschwindigkeitsbestimmender Schritt der Fettsäureoxidation.

Diese Hemmung macht Sinn: Bei gesteigerter, insulinbedingter Fettsäuresynthese werden die gebildeten Fettsäuren nicht gleich wieder zur Oxidation ins Mitochondrium transportiert.

Autor	Intervention	Belastung	Fettverbrennung
Coyle et al. 1997	• 1,4 g Glukose pro kg Körpergewicht • 60 Minuten und 10 Minuten vor Belastungsbeginn	40 Minuten bei 50 % VO_2max	Reduktion um 34 %
Horowitz et al. 1997	(A) 0,8 g Glukose pro kg Körpergewicht oder (B) 0,8 g Fruktose pro kg Körpergewicht oder (C) 0 g Kohlenhydrate (Placebo) • 60 Minuten vor Belastungsbeginn	60 Minuten bei 44 % VO_2max	Lipolyseaktivität: (A) = 3,1 µmol/kg/min (B) = 4,2 µmol/kg/min (C) = 6,1 µmol/kg/min

Tab. 1: Beispielstudien: Kohlenhydratzufuhr vor der Belastung und Hemmung der Fettverbrennung

Bei Sportlern, die sich kohlenhydratreduziert ernähren, konnte eine Verminderung des Malonyl-CoA beobachtet werden. Die dadurch bewirkte Enthemmung der CPT-1 wurde als ein Faktor der gesteigerten Fettsäureoxidation gewertet (Roepstorff et al. 2005).

Nicht nur die Kohlenhydratmenge, sondern auch der glykämische Index der verzehrten Kohlenhydrate beeinflusst das Niveau der Fettverbrennung. Kohlenhydrate mit hohem glykämischen Index bewirken eine weitaus stärkere Hemmung der Fettverbrennung als Kohlenhydrate mit niedrigem glykämischen Index (Wu et al. 2003, Stevenson et al. 2006, Chen et al. 2008).

Eine weitere Hemmung erfahren Lipolyse und Betaoxidation bei sportlicher Betätigung, wenn **Kohlenhydrate während der Belastung** supplementiert werden.

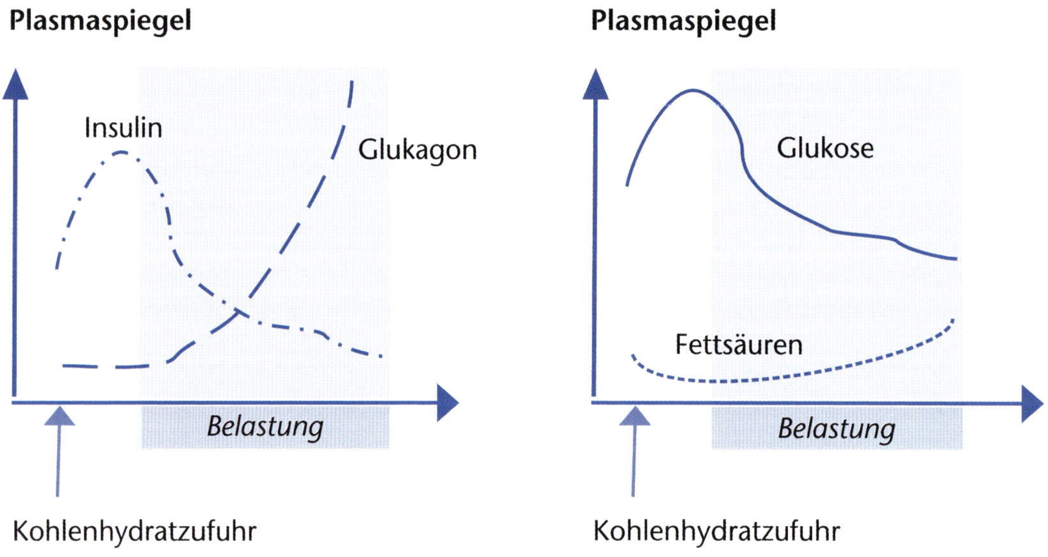

Abb. 7: Gegenläufigkeit von Insulin und Glukagon sowie von Plasmaglukose und Plasmafettsäuren bei Belastung, der Kohlenhydratzufuhr vorausging

Körperliche Belastung führt zur Translokation/Aktivierung der GLUT-4 (Glukose-Transporter der Fett- und Muskelzellen). Die während der Belastung zugeführten Kohlenhydrate können demzufolge auch insulinunabhängig aus dem Blut in die Muskelzelle transportiert werden. Wenn die Glukoseverfügbarkeit in der Zelle ansteigt und Glukose verstärkt als Energiequelle herangezogen werden kann, vermindert sich entsprechend die Oxidation von Fettsäuren.

Die Fettsäureoxidation wird während der Belastung nicht nur unmittelbar durch exogene Kohlenhydratzufuhr gehemmt. Ein umgekehrtes Verhältnis besteht auch zwischen **Muskelglykogengehalt und Fettverbrennung**. Je mehr Glykogen in der Muskelzelle gespeichert vorliegt und somit während der Belastung zur Verfügung steht, desto niedriger ist der Anteil der Fettverbrennung an der Energiebereitstellung (Wee et al. 2005).
Konträr zur bisher erfolgten Darstellung stehen die Ergebnisse der Untersuchungen von Whitley et al. (1998) und Trenell et al. (2008). Ihnen zufolge wird kohlenhydrat- und insulinbedingt zwar die Mobilisierung der Fettgewebespeicher gehemmt, jedoch ohne Einfluss auf die intrazelluläre Fettverbrennung. Sinkt die Verfügbarkeit von Fettsäuren aus dem Blut, dann werden die in der Muskelzelle gespeicherten Fette als Energiequelle herangezogen. Dies setzt aber voraus, dass entsprechende Fettspeicher in der Muskelzelle vorhanden sind. Dieser Zusammenhang wird im nächsten Kapitel näher erläutert.

Für die Praxis bedeutet das:

- Kohlenhydrate vor dem Sport verzehrt, vermindern die Fettverbrennung während der Belastung.
- Beim Prinzhausen-Prinzip wird daher berücksichtigt, ob Hochleistung oder die Förderung der Grundlagenausdauer das Ziel sind.

1.4 Auch Fette in der Muskelzelle dienen als Energiequelle

Übersicht

Kohlenhydrate sind wichtig zum Erbringen intensiver Belastungen. Das steht in fast jedem Buch über Sporternährung und wird folglich von jedem Sportler beachtet. Vernachlässigt wird jedoch die Tatsache, dass in der Muskelzelle auch Fett gespeichert werden kann. Dieses intramuskuläre Fett steht dem Körper während der Ausdauerbelastung ebenfalls als unmittelbare Energiequelle zur Verfügung, auch wenn dieses nicht für hohe Belastungsintensitäten geeignet ist (van Loon, 2004). Athleten, die Fett- und Glykogenspeicher in der Muskulatur aufbauen, steht insgesamt mehr Energie für den Ausdauersport zur Verfügung, als Athleten, die nur gefüllte Glykogenspeicher aufweisen. Eine einfache Rechnung in Tab. 2 kann dies verdeutlichen (s. auch Abb. 8, S. 13).

Sehr leicht lassen sich die Muskelfettspeicher durch fettbetonte Ernährung füllen. Bei fettarmer Ernährung sind die Muskelfettspeicher dementsprechend weniger ausgeprägt (Starling et al. 1997, St-Onge et al. 2007).
Sinnvoll erweist sich das Füllen der Muskelfettspeicher vor allem für Extremausdauerbelastungen im Marathon, Duathlon und Triathlon. Die gesamten muskulären Energiespeicher lassen sich praktisch verdoppeln. Im Vergleich zu den Fettspeichern der Haut sind die Fette in den Muskelzellen während der Belastung schneller und leichter verfügbar und werden bei körperlicher Belastung bevorzugt verstoffwechselt (Mourtzakis et al. 2006).
Horvath et al. (2000) beobachteten, dass mit Steigerung des Nahrungsfettenergieanteils von 16 % auf 31 % die Energiezufuhr bei trainierten Läufern und Läuferinnen erhöht werden konnte und infolge dessen die Ausdauerleistungsfähigkeit um 14 % zu verbessern war.

Mit 31 % Fettenergie war die Ernährung in der Studie von Horvath et al. (2000) nicht wirklich fettbetont und entsprach den Empfehlungen der Deutschen Gesellschaft für Ernährung (DGE). Jedoch zeigt das Beispiel, dass extrem fettarme Ernährung nicht grundsätzlich notwendig ist.
In den roten Typ-1-Muskelfasern kann mehr Fett gespeichert werden, als in den weißen Typ-2-Muskelfasern (van Loon et al. 2004). Diese Beobachtung ist nachvollziehbar, da rote Muskelfasern deutlich mehr Fett verbrennen als weiße Fasern. Dafür ist das Glykogenspeicher- und Glukose-Umsatzvermögen der roten Muskelfasern stark begrenzt. Hier zeigt sich ein Vorteil des Prinzhausen-Prinzips für Athleten mit hohem Anteil roter Fasern in der Muskulatur. Der rote Muskelfasertyp arbeitet vorrangig mit Fettenergie, die bei gefülltem Muskelfettspeicher verstärkt zur Verfügung steht. Ein hoher Anteil roter Muskelfasern kann genetisch bedingt von Geburt an nachweisbar sein. Allerdings bewirkt Ausdauertraining die Umwandlung von weißen zu

nur Glykogenspeicher gefüllt, Fettspeicher in der Muskulatur unzureichend gefüllt	
500 g Glykogen	2000 kcal
50 g Fett	450 kcal
Summe	**2450 kcal**
Glykogenspeicher und Fettspeicher in der Muskulatur gefüllt	
500 g Glykogen	2000 kcal
400 g Fett	3600 kcal
Summe	**5600 kcal**

Tab. 2: Nutzbare Energiemengen in Abhängigkeit der muskulären Nährstoffspeicher

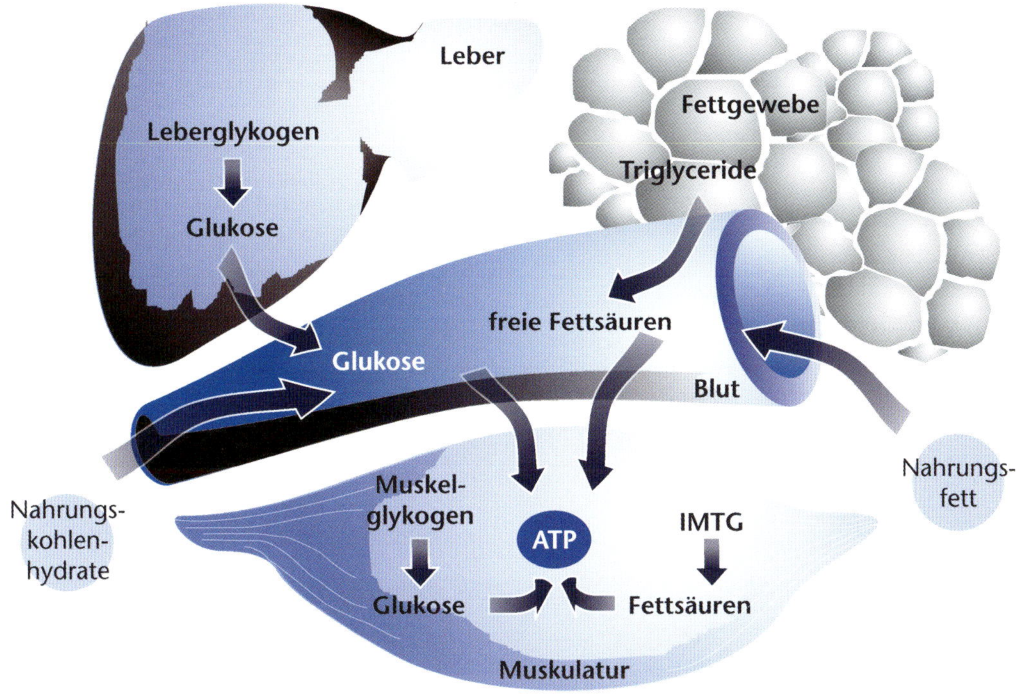

Abb. 8: Energiespeicher, Nährstoffe und Energiebereitstellung für die Muskelarbeit. Die Muskulatur wird mit Glukose aus der Nahrung, dem Glukosespeicher der Leber und dem Muskelglykogen versorgt. Fettsäuren können aus der Nahrung, den Fettgeweben und den intramuskulären Triglyceriden (IMTG) genutzt werden.

roten Fasern, sodass auch Athleten mit ursprünglich hohem weißen Faseranteil im Laufe der Jahre mit zunehmend verbessertem Ausdauerleistungsvermögen rechnen können.

Wissenschaftliche Darstellung

Fettarme Ernährung im Ausdauersport bedingt niedrige Konzentrationen von intramuskulären Triglyceriden (IMTG) und vermindert die Aktivität der Fettverbrennung (Coyle et al. 2001). Im Vergleich dazu führen kohlenhydratreduzierte Ernährung und Training zur Steigerung der intramuskulären Fette (Zderic et al. 2004). Diese werden während der Belastung als Energiequelle herangezogen und abgebaut (Schrauwen-Hinderling et al. 2006, Mourtzakis et al. 2006). Je größer die Speicher, die in Ruhe aufgebaut werden, desto mehr (schneller verfügbare) Fettenergie steht der Muskulatur zur Verfügung (Johnson et al. 2003).

Die Menge, der in der Muskulatur eines erwachsenen Menschen speicherbaren Fette wird in der wissenschaftlichen Literatur von weniger als 200 g bis über 800 g angegeben (van Loon 2004, Corcoran et al. 2007). Die Schwankungen sind durch die vorhandene Muskelmasse, den belastungsabhängigen Verbrauch und die ernährungsabhängige Wiederauffüllung der Speicher erklärbar. Allerdings werden als Hauptursache für die Schwankungsbreite die angewendeten Messverfahren diskutiert.

Stellvertretend für Untersuchungen zum Thema Fatloading und Gehalt an IMTG sollen nachfolgende Studien vorgestellt werden:
Nach Decombaz et al. (2001) absolvierten trainierte und untrainierte Studienteilnehmer beginnend eine zweistündige Laufbandbelastung bei 50 % VO_2max. Folge war eine Reduktion der IMTG um 22–26 %. Im Anschluss an die Belas-

tung erhielten die Probanden entweder eine fettarme Kost (15 kcal% Fett) oder eine fettreiche Kost (55 kcal% Fett). Nach 30 Stunden hatte sich der IMTG-Gehalt bei den Probanden mit fettbetonter Ernährung um 30–45 % erhöht, während dieser bei den Probanden mit fettarmer Ernährung um 5–17 % abfiel. Als Vergleichswert für die Beschreibung der Änderung wurde der IMTG-Gehalt vor der Belastung herangezogen.
Hoppeler et al. (1999) stellten trainierte Läufer nach einem Monat mit fettarmer Ernährung (18 kcal% Fett) auf eine fettbetonte Ernährung (41 kcal% Fett) um. Der IMTG-Gehalt erhöhte sich dadurch um 60 %. Die Zeit bis zur Erschöpfung im Lauf verzögerte sich um 21 %.
Nach Vogt et al. (2003) stieg der IMTG-Gehalt bei Ausdauersportlern nach fünf Wochen fettbetonter Ernährung (53 kcal% Fett) im Vergleich zur fettarmen Kost (17 kcal% Fett) signifikant an.

Die Erhöhung der IMTG-Speicher infolge Training und fettbetonter Ernährung zeigt sich deutlich bei Ausdauersportlern, kaum jedoch bei Kraftsportlern. Ursache dafür sind Unterschiede im sportspezifischen Training und den dadurch hauptsächlich angesprochenen Stoffwechselwegen. Während unter Ausdauerbelastungen der Fettstoffwechsel stimuliert wird, ist es im Kraftsport ausschließlich der Kohlenhydratstoffwechsel. Damit sind auch die Unterschiede im IMTG-Gehalt zwischen Läufern und Sprintern zu erklären, die Tamura et al. (2008) beobachten konnten.

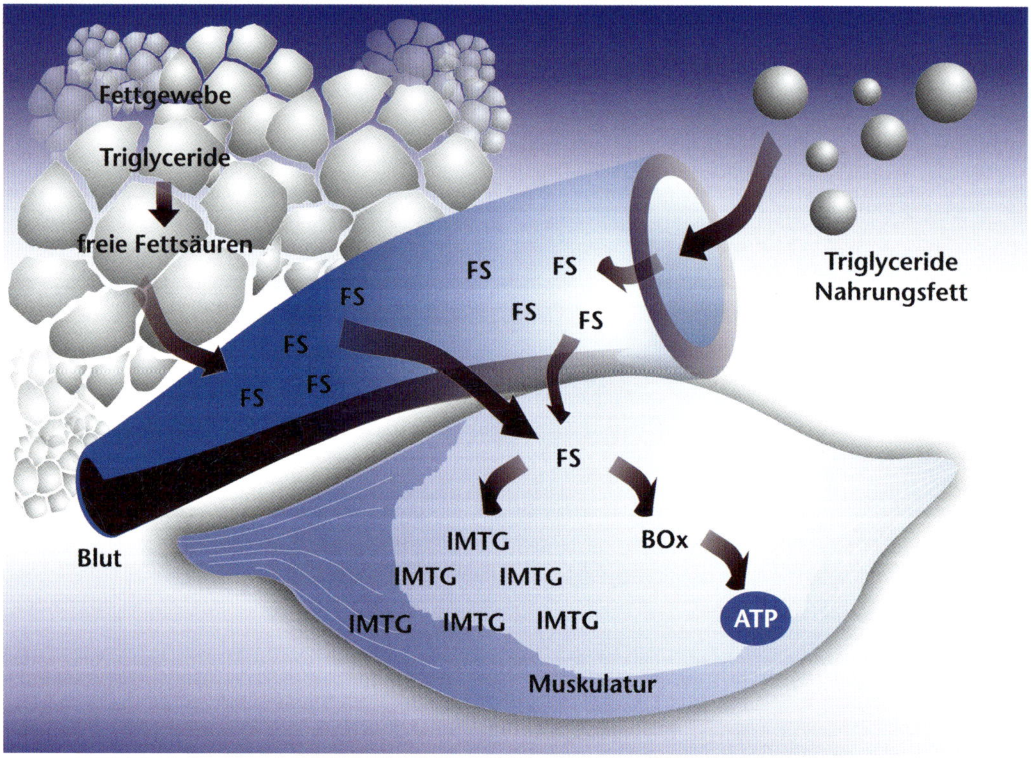

Abb. 9: Konzentrationsgradient freier Fettsäuren und IMTG-Speicher. Freie Fettsäuren (FS) werden aus dem Fettgewebe und dem Nahrungsfett ins Blut abgegeben. In der Muskulatur werden diese Fettsäuren über Betaoxidation (BOx) zur ATP-Gewinnung herangezogen oder der Bildung der intramuskulären Triglyceridspeicher (IMTG) zugeführt. Das Konzentrationsgefälle wird aufrechterhalten, indem die Fettsäuren intrazellulär verbrannt oder in IMTG eingebaut werden. Dadurch kann sich kein Gleichgewicht zwischen Blutfettsäurekonzentration und Muskelzellfettsäurekonzentration einstellen.

Ursache für die Steigerung des IMTG-Gehaltes ist der Konzentrationsunterschied freier Fettsäuren zwischen extra- und intrazelluärem Raum. Infolge belastungsinduzierter lipolytischer Aktivitäten oder der Aufnahme von Nahrungsfetten steigt der Spiegel freier Fettsäuren im Blut an. In der Muskelzelle werden die Fettsäuren entweder oxidiert oder als Triglyceride gespeichert. Der resultierende Konzentrationsgradient trägt dazu bei, dass Fettsäuren verstärkt aus dem Blut in die Muskelzelle transportiert werden und dort in Form von Triglyceriden gespeichert werden können (s. Abb. 9, S. 14). Fettbetonte, kohlenhydratreduzierte Ernährung verstärkt diesen Effekt.

In der klassischen Ernährungslehre wird die durchschnittliche Ernährung von Leistungssportlern als zu fettbetont und nicht kohlenhydratadäquat beschrieben. Larson-Meyer et al. (2008) verglichen die Wirkung von 35 kcal% Fett mit 10 kcal% Fett bei Ausdauersportlern. Infolge der Umstellung von 35 kcal% Fett auf 10 kcal% Fett konnte der Muskelglykogengehalt erhöht werden. Die Verbesserung der Leistung blieb allerdings aus. Zudem verminderte sich der IMTG-Spiegel und es kam zu ungünstigen Verschiebungen der Blutfettfraktionen.

Für die Praxis bedeutet das:

- Fettbetonte Ernährung bewirkt die Bildung von Fettspeichern in der Muskelzelle, die während Belastungen zur Energiebereitstellung herangezogen werden (und dazu beitragen, die Glykogenspeicher zu schonen).
- Beim Prinzhausen-Prinzip werden auch die Muskelfettspeicher gefüllt.

1.5 Am Fettabbau beteiligte Enzyme in Höchstform

Übersicht

Die aus den Fetten freigesetzten Fettsäuren werden in den Mitochondrien der Zellen verbrannt. Dazu sind in den Mitochondrien spezielle Enzyme stationiert. Als Ergebnis des enzymatischen Abbaus der Fettsäuren wird die Energie bereitgestellt (ATP), welche die Muskulatur benötigt, um Arbeit zu verrichten.

Ausdauertraining bewirkt als Anpassungsreaktion der Muskulatur eine Verstärkung des Fettabbaus. Auf Zellebene betrachtet (s. Abb. 10), kann diese Reaktion als Erhöhung der Mitochondrienzahl und der Erhöhung des Enzymspiegels der am Fettsäureabbau beteiligter Enzyme gemessen werden.

Neben Ausdauertraining stimuliert auch kohlenhydratreduzierte bzw. fettbetonte Ernährung den Prozess gesteigerter Fettsäureverbrennung. Wie beim Ausdauertraining kommt es zur Vergrößerung der Mitochondrien und zur Erhöhung der Mitochondrienzahl sowie zum Anstieg der Konzentration am Fettsäureabbau beteiligter Enzyme.

Demnach sind Ausdauertraining und fettbetonte Ernährung Möglichkeiten, den Fettabbau zu stimulieren. Der günstigste Effekt wird erzielt, wenn

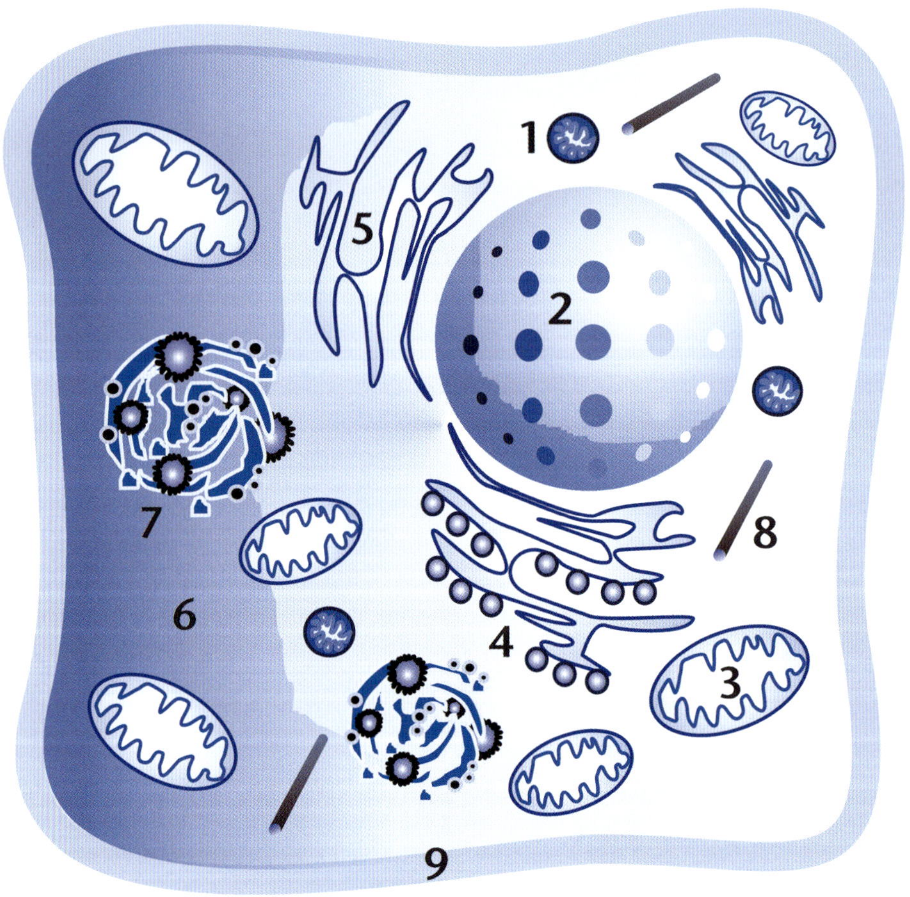

Abb. 10: Aufbau der Zelle
1: Lysosom, 2: Zellkern, 3: Mitochondrium, 4: raues endoplasmatisches Retikulum, 5: glattes endoplasmatisches Retikulum, 6: Zellplasma, 7: Golgi-Apparat und Vesikel, 8: Mikrotubuli, 9: Zellmembran

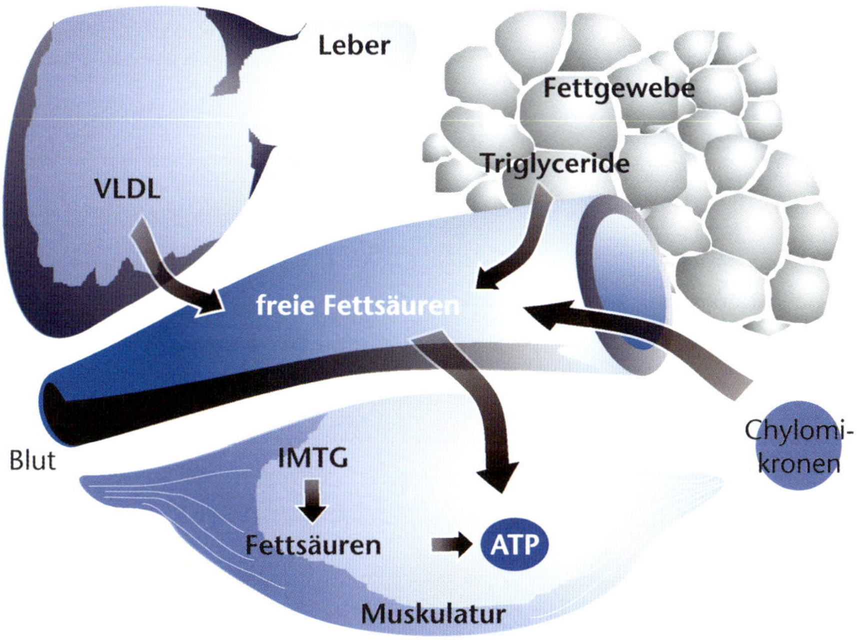

Abb. 11: Versorgung der Muskulatur mit Fettsäuren. Fettsäuren werden über intramuskuläre Triglyceride (IMTG) sowie extrazellulär aus dem Fettgewebe und den Lipoproteinen (Chylomikronen) bereitgestellt. (VLDL: Very Low Density Lipoprotein)

fettbetonte Ernährung und Ausdauertraining zusammen zur Steigerung der Mitochondrienzahl beitragen.

Wissenschaftliche Darstellung

Für erfolgreiche Leistungen im Ausdauersport muss der aerobe Nährstoffumsatz, vor allem der Fettabbau, gesteigert werden. Die Energiebereitstellung über den Fettsäureabbau findet in den Mitochondrien statt. Nach Holloszy (1967) führt die Steigerung der Mitochondriendichte zu gesteigerter Kapazität, Nährstoffe oxidativ umzusetzen. Und dies wiederum soll den Eintritt der Erschöpfung bei Ausdauerbelastungen verzögern (Boyadjiev 1996, Hood 2001) bzw. die Leistung verbessern (Taylor et al. 1995). Der dabei zugrunde liegende Mechanismus ist der später beschriebene (s. S. 26, Kap 1.9) glukose- und glykogensparende Effekt eines trainierten Fettstoffwechsels.

Die Fettsäureversorgung der Muskelzelle erfolgt über drei Quellen (s. Abb. 11):

- intramuskuläre Triglyceride,
- Fettsäuren aus dem subkutanen oder viszeralen Fettgewebe und
- Lipoproteine aus dem Blut, wenn in den Stunden vor dem Training Fette mit der Nahrung aufgenommen wurden.

Während Belastung werden – bei gleichzeitig verringerter Glukoseverfügbarkeit – zuerst die intramuskulären Triglyceride mobilisiert, danach die viszeralen und subkutanen Fettgewebespeicher sowie die lipoproteingebundenen Fette aus dem Blut. Es wird angenommen, dass zur Verfügung stehende lipoproteingebundene Fette dabei den Fettgewebespeichern bevorzugt werden.

Triglyceride in Form von Lipoproteinen werden aus der Leber und den Darmzellen über das Blut zu den Muskelzellen transportiert. Im Blut bzw. an der Gefäßinnenwand befindet sich das Enzym Lipoproteinlipase (LPL). Die LPL spaltet Triglyceride aus den Lipoproteinen in Fettsäuren und Glycerol. Erst dann können die Fettsäuren in die Zelle transportiert werden. Jacobs et al. (1982) und Kiens et al. (1987) konnten zeigen, dass der LPL-Spiegel bei Ausdauersportlern unter fettbetonter Ernährung ansteigt. Ein erhöhter LPL-Spiegel korreliert mit verstärkter Spaltung von Triglyceriden aus Lipoproteinen und nachfolgend mit verstärktem Transport von Fettsäuren in die Muskelzelle.
Das bedeutet, dass die Fettsäureversorgung der Muskelzelle während körperlicher Belastung auch über Lipoproteine gesichert wird (Helge et al. 2001).

Die Steigerung des Fettsäuretransports in die Zelle fördert die Energiebereitstellung über Fettsäuren nur dann, wenn die Fettsäuren in der Zelle auch verstärkt im Mitochondrium verbrannt werden (s. Abb 12). Dazu müssen die Anzahl der Mitochondrien und der Spiegel mitochondrialer Enzyme gesteigert werden.
Die Steigerung der mitochondrialen Enzymaktivität bei fettbetonter Ernährung konnte im Tierversuch bei Mäusen, Ratten und Pferden beobachtet werden (Simi et al. 1991, Taylor et al. 1995, Boyadjiev 1996, Cheng et al. 1997, Geelen et al. 2001, Iossa et al. 2002, Turner et al. 2007, Bough et al. 2006, Garcia-Roves et al, 2007, Fex et al. 2007, Hancock et al. 2008). Gewebebiopsien erleichtern diesbezügliche Untersuchungen.

Bekannt ist, dass ein erhöhter Spiegel freier langkettiger Fettsäuren die Aktivität und die Konzentration der CPT-1 erhöht. Daraus lässt sich ableiten, dass bei erhöhtem Spiegel von Fettsäuren bei sportlicher Betätigung neben dem Triglyceridabbau auch der Fettsäuretransport ins Mitochondrium und die Fettsäureverbrennung stimuliert werden.

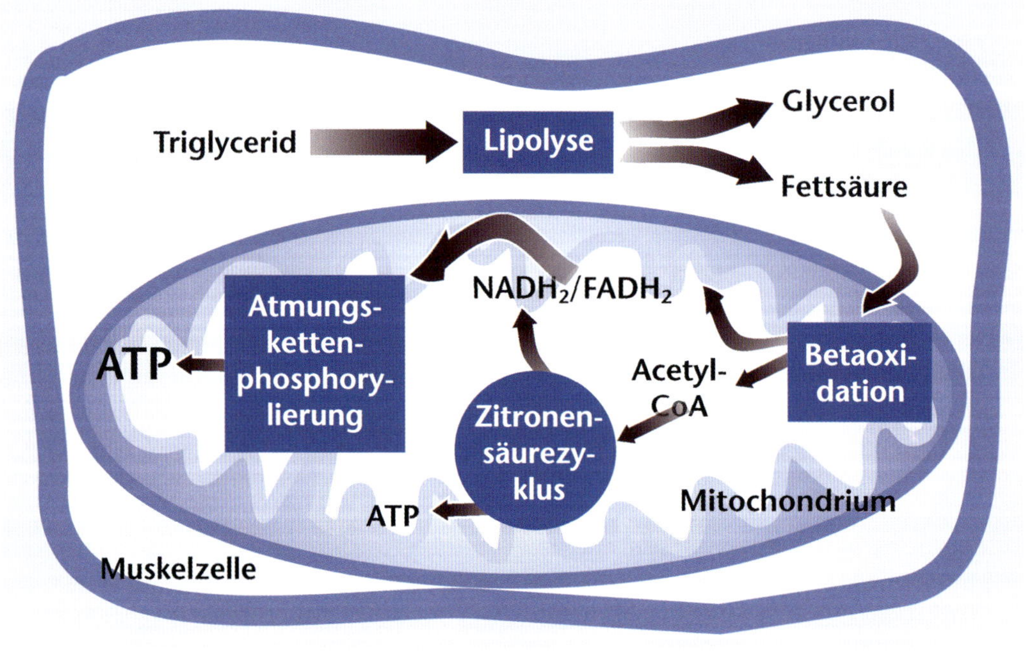

Abb. 12 : Die Stoffwechselwege des intrazellulären Fettabbaus. Die Anzahl der Mitochondrien und die Menge mitochondrialer Enzyme werden bei fettbetonter Ernährung gesteigert.

Neben L-Carnitin ist ein weiterer mitochondrialer Fettsäuretransporter bekannt, die Fatty Acid Translocase (FAT) CD36 (Bezaire et al. 2006). Cameron-Smith et al. (2003) stellten infolge fettbetonter Ernährung (65 kcal%) bei Radsportlern und Triathleten eine verstärkte FAT/CD36-Genexpression in Form von FAT/CD36-mRNA fest, was ebenfalls als Hochregulation des Fettabbaus gewertet wurde.

Der vollständige Abbau des aus der Betaoxidation stammenden Acetyl-CoA zu CO_2 und H_2O erfolgt im Zitronensäurezyklus. Demnach müsste der Spiegel der Stoffwechselprodukte des Zitronensäurezyklus infolge kohlenhydratreduzierter und fettbetonter Ernährung erhöht sein. Diesbezüglich konnten Gibala et al. (2002) zeigen, dass es unter einer solchen Ernährung zu einer Vermehrung der Zitronensäurezyklus-Intermediaten (Anaplerose) kommt. Die Konzentrationserhöhung der Stoffwechselprodukte des Zitronensäurezyklus wird daher als Anpassung an die gesteigerte Fettverbrennung verstanden.

Die enzymatische Anpassung an fettbetonte Ernährung steigert das Potenzial, Fette während der Belastung als Energiequelle zu nutzen (Jacobs et al. 1982, Jansson und Kaijser 1982, Phinney et al. 1983, Miller et al. 1984, Kiens et al. 1987, Simi et al. 1991, Schrauwen et al. 2000).

Für die Praxis bedeutet das:

- Kohlenhydratreduzierte, fettproteinbetonte Ernährung führt zu gesteigerter Fettverbrennung in den Muskelzellen in Form erhöhter mitochondrialer Enzymaktivität.
- Durch das Prinzhausen-Prinzip wird daher die Enzymaktivität für die Fettverbrennung gefördert.

1.6 Sauerstoff für die Nährstoffverbrennung

Übersicht

Mit der Atemluft nehmen wir Sauerstoff auf, der zur Verbrennung der Kohlenhydrate und Fette in den Körperzellen dient (s. Abb.13). Je mehr Sauerstoff zur Verfügung steht, desto mehr Nährstoffe können zur Energiebereitstellung verbrannt werden. Allerdings ist die Sauerstoffversorgung über Lunge und Herz-Kreislauf-System begrenzt. Damit ist ebenfalls die Menge verbrennbarer Fette und Kohlenhydrate begrenzt.

In einigen wenigen Studien konnte gezeigt werden, dass sich das Sauerstoffaufnahmevermögen von Athleten durch kohlenhydratreduzierte Ernährung erhöht. Mehr Sauerstoff bedeutet verstärkte Energiebereitstellung über die Verbrennung von Kohlenhydraten, vor allem aber aus der Verbrennung von Fetten.

Wissenschaftliche Darstellung

Erhöhte Nahrungsfettzufuhr kann zur Steigerung des VO_2max bei Ausdauerathleten und somit zu verbesserter Ausdauerleistung beitragen (Bosch et al. 1993, Muoio et al. 1994, Calles-Escandon und Driscoll 1994, Langfort et al. 1996). Die Steigerung des VO_2max wird als Reaktion des Körpers gewertet, mehr Sauerstoff zur Verbrennung von Fettsäuren pro Zeiteinheit bereitzustellen und somit die belastungsadäquate Energiebereitstellung in Form von ATP zu ermöglichen (Muoio et al. 1994, Phinney et al. 1983, Simi et al. 1991, Bergstrom et al. 1967, Dyck et al. 1993). Kohlenhydrate benötigen weniger Sauerstoff für ihren oxidativen Abbau als Fettsäuren, was sich in verminderter VO_2max auswirkt. Dies kommt u. a. dadurch zustande, dass Kohlenhydratmoleküle einen höheren Sauerstoffgehalt haben als Fettsäuremoleküle.

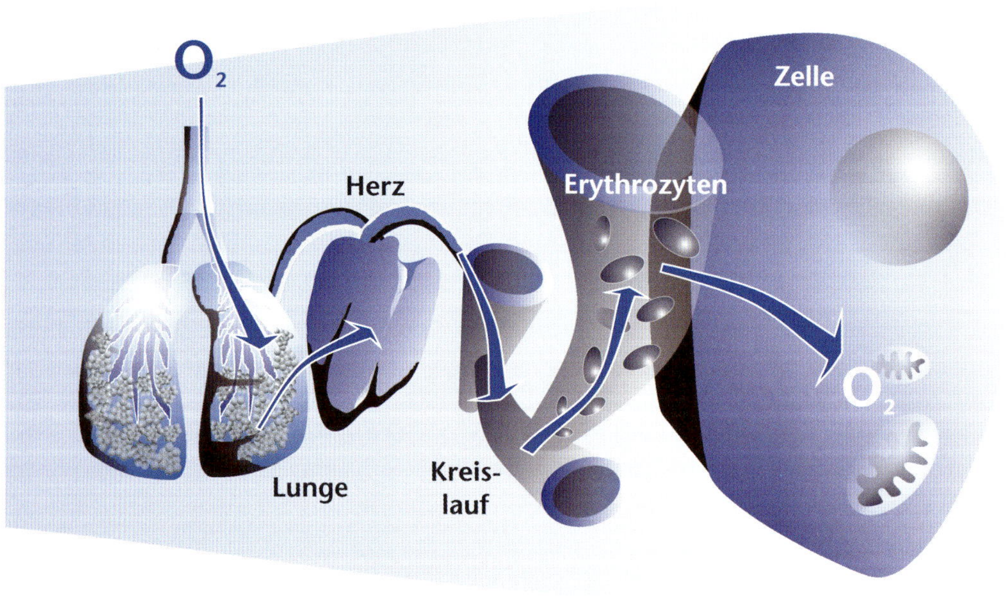

Abb. 13: Einflussgrößen auf das maximale Sauerstoffaufnahmevermögen (VO_2max)

kcal% Fett	kcal% Kohlenhydrate	kcal% Protein	Leistung bis Erschöpfung in min	VO_2max in ml/kg • min^{-1}
38	50	12	**91,2**	**66,4**
24	61	14	**69,3**	**63,7**
15	73	12	**75,8**	**59,6**

Tab. 3: Fettenergiegehalt der isokalorischen Testdiät bei Läufern, VO_2max und Leistung (Muoio et al., 1994)

Beispielhaft sind in Tab. 3 die Ergebnisse der Untersuchung von Muoio et al. (1994) dargestellt. Hier ist abzulesen, dass mit steigendem Fettenergieanteil die VO_2max und das Ausdauerleistungsvermögen ansteigen.

Für die Praxis bedeutet das:

- Je mehr Sauerstoff zur Verfügung steht, desto mehr Energie kann aus der Verbrennung von Kohlenhydraten und Fetten gewonnen werden. Kohlenhydratreduzierte Ernährung kann zur Steigerung des Sauerstoffaufnahmevermögens beitragen.
- Beim Prinzhausen-Prinzip wird dieser Vorteil genutzt.

1.7 Verbesserter Glukosetransport

Übersicht

Das Hormon Insulin und sportliche Aktivität bewirken, dass Glukose vermehrt von den Muskelzellen aufgenommen wird. Die Glukose wird dabei durch spezielle Glukosetransporter in die Zelle geleitet. Je mehr Glukosetransporter zur Verfügung stehen, desto mehr Kohlenhydrate kann die Muskulatur aus dem Blut aufnehmen.

Kohlenhydratreduzierte Ernährung und Ausdauersport sowie das Wiederauffüllen der Muskelglykogenspeicher nach deren Entleerung erhöhen die Bildung von Glukosetransportern in der Muskulatur (s. Abb. 14). Das bedeutet, dass die Muskulatur befähigt wird, mehr Glukose aus dem Blut aufzunehmen. Mehr Glukose in der Muskelzelle ermöglicht es dann, intensivere Belastungen länger durchzuhalten.

Sinnvoll ist dieser Effekt u. a. dann, wenn die Muskelglykogenspeicher infolge von sportlicher Betätigung allmählich verbraucht sind. Werden in dieser Situation Kohlenhydrate aufgenommen, kann die Glukose viel schneller als normal aus dem Blut in die Muskelzelle gelangen.

Wissenschaftliche Darstellung

Fettreiche Fütterung kann bei Nagetieren den GLUT-4-Gehalt der Skelettmuskulatur reduzieren und somit den Glukosetransport vom Blut in die Zelle erschweren (Kahn und Pedersen 1993). Diese Darstellung würde den Sinn fettproteinbetonter Kost zur Förderung der Glukoseaufnahme der Zelle in Frage stellen.

Die Kombination von fettbetonter Fütterung und Training führte hingegen zu anderen Ergebnissen:

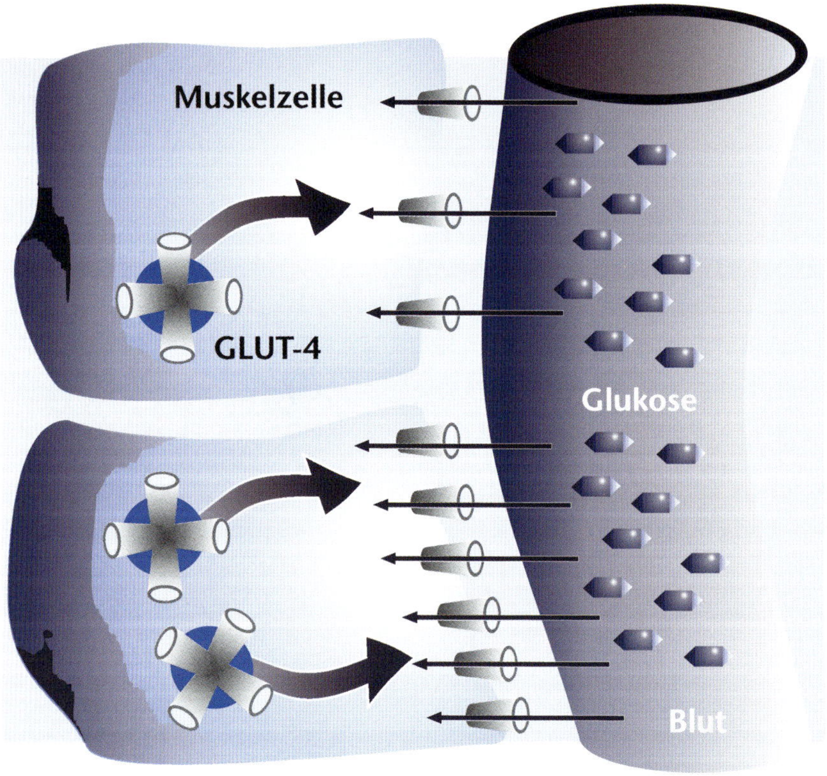

Abb. 14: Vergleich der Glukosetransporter-Konzentration (GLUT-4) bei herkömmlicher Mischkost (oben) und nach kohlenhydratreduzierter Ernährung und Ausdauersport (unten). Der gesteigerte GLUT-4-Gehalt ermöglicht eine höhere Glukoseaufnahme der Zelle pro Zeiteinheit.

Kubota et al. (2008) untersuchten im Tierversuch den GLUT-4 Gehalt der Skelettmuskulatur als Reaktion auf Ernährungs- und Bewegungseinflüsse. Dazu wurden vier Gruppen von Mäusen beobachtet, die

- eine herkömmliche Fütterung erhielten und körperlich inaktiv waren,
- eine kohlenhydratreduzierte Fütterung erhielten und körperlich inaktiv waren,
- eine herkömmliche Fütterung erhielten und ein Trainingsprogramm absolvierten,
- eine kohlenhydratreduzierte Fütterung erhielten und ein Trainingsprogramm absolvierten.

Das Trainingsprogramm entsprach täglich sechs Stunden Schwimmen für einen Zeitraum von zehn Tagen. Den höchsten GLUT-4-Spiegel wiesen die Mäuse mit kohlenhydratreduzierter Fütterung und Training auf. Dieser lag sogar 29 % über dem der Trainingsgruppe mit herkömmlicher Fütterung.

In einem ähnlichen Versuchsdesign konnten Lee et al. (2002) und Chul-Hee et al. (2000) eine Steigerung der GLUT-4-Konzentration beobachten, nachdem die Ratten parallel zur fettreichen Fütterung ein Training absolvieren mussten.

Die Ergebnisse aus Tierversuchen sind sicher nur eingeschränkt auf den Menschen übertragbar. Jedoch kann davon ausgegangen werden, dass der GLUT-4-Mechanismus bei allen Säugetieren vergleichbar ist.

Für die Praxis bedeutet das:

- Die Glukoseaufnahmefähigkeit in der Muskulatur steigert sich, wenn trainiert wird und dabei wenig Glukose in den Muskelzellen verfügbar ist.
- Beim Prinzhausen-Prinzip wird dieser Effekt genutzt, um eine beschleunigte Glukoseversorgung der Muskelzellen zu stimulieren.

Tierversuch versus Humanversuch

In den Darstellungen wurden neben Humanstudien auch Ergebnisse aus Tierversuchen berücksichtigt. In der Wissenschaft wird diese Vorgehensweise als kritisch erachtet, da Ergebnisse aus Tierversuchen nicht grundsätzlich eins zu eins auf den Menschen übertragen werden können. Unterschiede im Stoffwechselgeschehen erschweren solche Vergleiche.

Die zum Thema des Buches vorliegenden Tierversuche führen häufig zu verbesserter Ausdauerleistung, die Humanstudien dagegen eher zu uneinheitlichen Ergebnissen. Dieser Sachverhalt kann aber auch so interpretiert werden: Sind die Ergebnisse aus Tierstudien deshalb aussagekräftiger, weil ein seriöses Versuchsdesign nach Evidenzstufen möglich wird? Sind die Ergebnisse aus Humanuntersuchungen stark heterogen, weil randomisierte, doppelblinde, placebokontrollierte Studien nicht durchführbar sind?
Im Tierversuch kann jeder Einflussfaktor, egal ob beabsichtigte Intervention oder unerwünschter Einflussfaktor, kontrolliert und genormt werden. Im Humanversuch gelingt es häufig nicht einmal, die beabsichtigte Intervention wie erwünscht umzusetzen.

1.8 Maximierung der Kohlenhydratreserven der Muskulatur

Übersicht

Die in den Muskelzellen gespeicherten Kohlenhydrate sind für die Muskulatur die Energiequelle erster Wahl. Sie ermöglichen das Erbringen hoher Belastungsintensitäten. Je größer die Glykogenspeicher sind, desto länger kann ein hohes Leistungsniveau aufrechterhalten werden.

Während einer Phase kohlenhydratreduzierter Ernährung können nur begrenzt Muskelglykogenspeicher aufgebaut werden. Daher muss vor dem Wettkampf eine Phase kohlenhydratbetonter Ernährung erfolgen.
Kohlenhydratbetonte Ernährung im Anschluss an kohlenhydratreduzierte Ernährung erweist sich dabei im Vergleich zu anderen Strategien als eine effiziente Methode, die Muskelglykogenspeicher zu maximieren.

Das Maximieren der Muskelglykogenspeicher (= Glykogensuperkompensation) bedeutet jedoch nicht automatisch eine Verbesserung der Leistung. So konnte in Studien beobachtet werden, dass stark gefüllte Muskelglykogenspeicher z. T. einfach nur schneller abgebaut werden als weniger stark gefüllte Speicher, ohne die Leistung positiv zu beeinflussen (Sherman et al. 1981).
Die gespeicherten Kohlenhydrate dürfen eben nicht einfach „verpulvert" werden. Aus diesem Grund erfolgt vor dem Laden der Speicher die Anpassung des Fettstoffwechsels mit Hilfe kohlenhydratreduzierter Ernährung. Der daraus resultierende glykogen- und glukosesparende Effekt (Erläuterung im nächsten Kapitel) bewirkt dann einen effizienteren Einsatz der Glykogenspeicher. Die Kohlenhydrate werden nicht frühzeitig „verpulvert", sondern nur bei Leistungsspitzen als Hauptenergiequelle herangezogen.

Wissenschaftliche Darstellung

Die Muskelglykogenspeicher werden durch eine kohlenhydrathaltige Ernährung aufgebaut. Je höher die glykämische Last der Nahrung, desto schneller und höher konzentriert kann Muskelglykogen aufgebaut werden. Außerdem gilt: Je niedriger die Glykogenspeicher vor der Superkompensation sind, desto effizienter kann Muskelglykogen gebildet werden.
Daraus ergeben sich zwei Grundsätze, die bei der Superkompensation zu beachten sind:

- möglichst starker Verbrauch der bestehenden Glykogenvorräte
- möglichst hoch konzentrierte Kohlenhydratzufuhr zum Wiederauffüllen der Glykogenspeicher

Ein möglichst starker Verbrauch der bestehenden Glykogenvorräte kann durch ein entsprechendes Training und/oder kohlenhydratreduzierte Ernährung erzielt werden. Wird die Kohlenhydratzufuhr reduziert, bewirkt das zum einen den Abbau der vorhandenen Glykogenspeicher. Zum anderen steigt die Zahl der GLUT-4-Transporter und die Insulinsensitivität. Wird im Anschluss daran Kost mit hoher glykämischer Last aufgenommen, führt das zu stark ausgeprägter Insulinfreisetzung.

Erhöhte GLUT-4-Anzahl, gesteigerte Insulinsensitivität, hohe glykämische Last und die ausgeprägte Insulinausschüttung ermöglichen dann das Maximieren der Glykogenspeicher.

Die Superkompensation der Glykogenspeicher kann durch verschiedene Belastungs-Diät-Maßnahmen erfolgen. Die bekanntesten Veröffentlichungen zu diesem Thema sind die Untersuchungen von Saltin und Hermansen (1967) sowie von Hultman (1974). Dabei erwies sich die Methode gezielt hoher Kohlenhydratzufuhr im Anschluss an ein die Glykogenspeicher entleerendes Training und einige Tage kohlenhydratreduzierte Ernährung als effizienteste Variante.
In Abb. 15 (s. S. 25) sind die durch verschiedene Maßnahmen aufgebauten Glykogenmengen gegenübergestellt.

Für die Praxis bedeutet das:

- Für intensive Leistungen (Wettkampf) muss der Muskelglykogenspeicher aufgefüllt werden.
- Nach einem die Glykogenspeicher entleerendem Training und einigen Tagen mit einer kohlenhydratreduzierten Ernährung führt eine gezielt hohe Kohlenhydratzufuhr zur effektiven Erhöhung der Muskelglykogenspeicher.
- Damit der Muskelglykogenspeicher effizient ausgenutzt werden kann, muss vor dieser intensiven Leistungsphase der Fettstoffwechsel angepasst werden.
- Entsprechend den Beobachtungen nach Saltin und Hermansen (1967) werden daher beim Prinzhausen-Prinzip kohlenhydratreduzierte und kohlenhydratbetonte Kost gezielt zur Steigerung der Glykogenspeicher kombiniert.
- Das Prinzhausen-Prinzip beinhaltet Anpassung des Fettstoffwechsels und Auffüllen der Muskelglykogenspeicher vor dem Wettkampf.

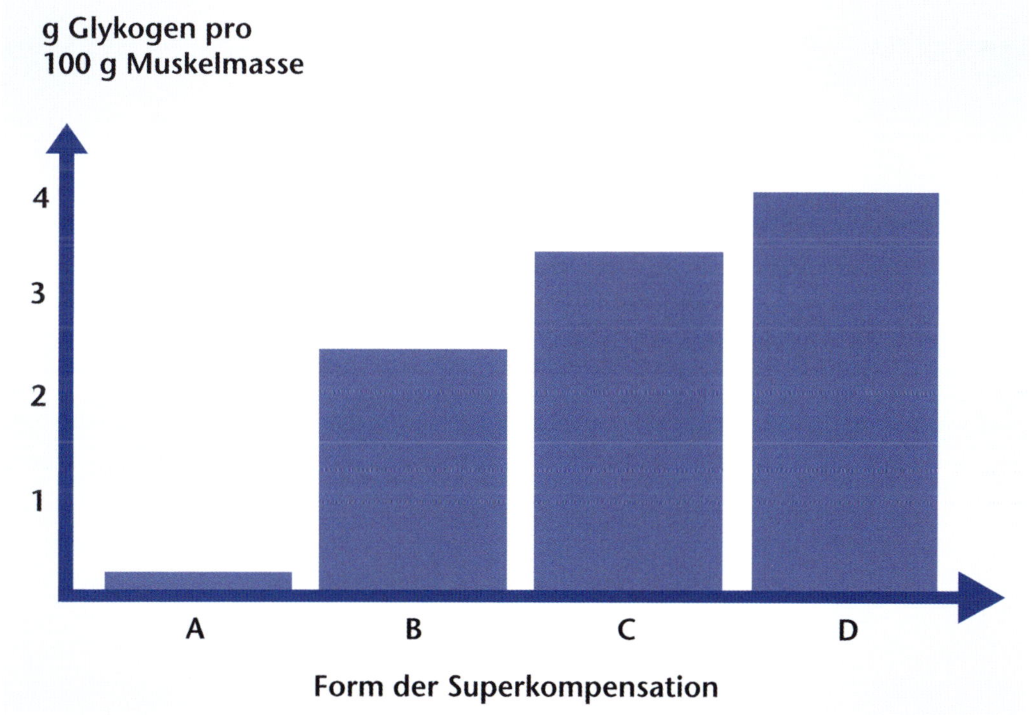

Abb. 15: Ernährung und Superkompensation. Glykogengehalt der Muskulatur bei
A: kohlenhydratreduzierter Ernährung, B: gezielt hoher Kohlenhydratzufuhr im Anschluss an herkömmliche Mischkost, C: gezielt hoher Kohlenhydratzufuhr im Anschluss an ein Glykogenspeicher entleerendes Training, D: gezielt hoher Kohlenhydratzufuhr im Anschluss an ein Glykogenspeicher entleerendes Training und einige Tage kohlenhydratreduzierte Ernährung.

1.9 Die Glykogenspeicher der Muskulatur effizient einsetzen

Übersicht

Die in der Muskulatur gespeicherten Kohlenhydrate reichen für zirka ein bis zwei Stunden sportlicher Betätigung. Bei mehrstündigen Ausdauerbelastungen stehen daher nach dieser Zeit keine Kohlenhydrate in der Muskulatur mehr zur Verfügung. Verbrannt werden nun verstärkt Fette. Allerdings sinkt dabei auch das Leistungsniveau (Ahlborg et al. 1974).

Die Nase vorn hat der Athlet, der seine Glykogenspeicher schonend einsetzen kann und anteilig möglichst viel Fett verbrennt. Bei Ausdauertrainierten reichen die Glykogenspeicher bis zu zwei Stunden (bei max. 70 % VO_2max). Sie können ein hohes Leistungsniveau lange aufrechterhalten. Untrainierte hingegen verbrauchen ihre Glykogenspeicher in einem deutlich kürzeren Zeitraum (z. B. innerhalb von 45 Minuten) und büßen schnell an Leistung ein (Brozek et al. 1963, Costill 1988) (s. Abb. 16).

Regelmäßiges Ausdauertraining führt dazu, dass die Kohlenhydrate in der Muskulatur nicht in kurzer Zeit verbraucht werden (Kiens et al. 1993). Je ausdauertrainierter ein Athlet ist, desto länger reichen seine Kohlenhydratreserven. Dieser Effekt kann verstärkt werden, wenn parallel zum Ausdauertraining die Kohlenhydratzufuhr reduziert wird (s. Abb. 17, S. 27). Bei kohlenhydratreduzierter Ernährung wird die Muskulatur gezwungen, sparsam mit den Glykogenspeichern hauszuhalten. Dieser Prozess wird als typischer Anpassungsprozess des Kohlenhydratstoffwechsels bei kohlenhydratreduzierter Ernährung beschrieben. Zur Geltung kommt dieser Effekt jedoch erst dann vollständig, wenn die Kohlenhydratreserven der Muskulatur zuvor wieder maximal gefüllt worden sind.

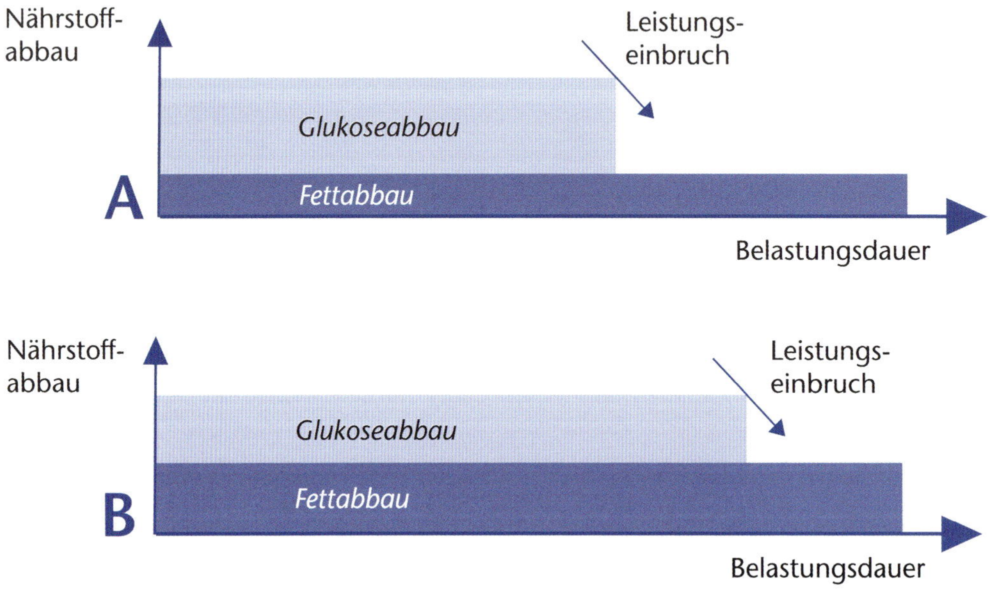

Abb. 16: Vergleich des Kohlenhydrat- und Fettabbaus bei Untrainierten (A) und Trainierten (B). Bei Trainierten werden die Glykogenspeicher sparsamer verwendet. Die Muskulatur nutzt in höherem Maße Fett als Energiequelle. Ein hohes Leistungsniveau kann dadurch länger aufrechterhalten werden.

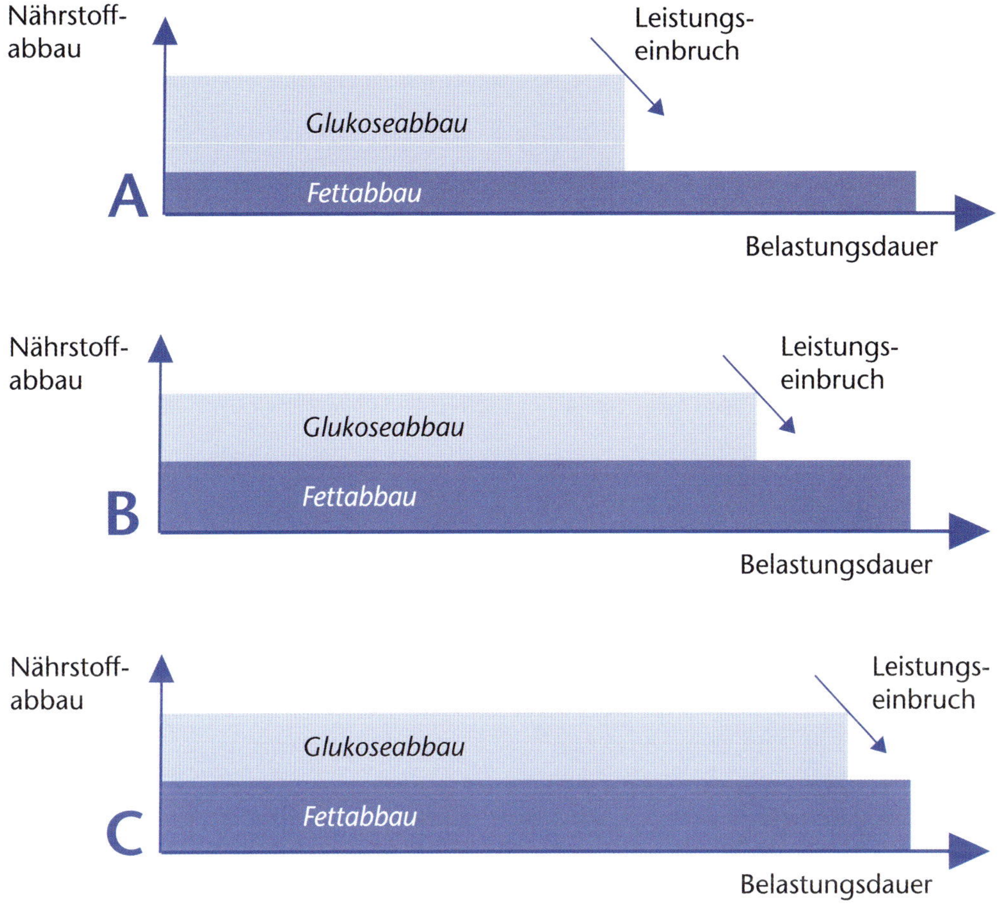

Abb. 17: Glykogen-/glukosesparender Effekt infolge kohlenhydratreduzierter Ernährung. Der durch regelmäßiges Training messbare Spareffekt auf das Muskelglykogen wird bei kohlenhydratreduzierter Ernährung verstärkt. (A): untrainiert, kohlenhydratbetonte Mischkost; (B): trainiert, kohlenhydratbetonte Mischkost; (C): trainiert, kohlenhydratreduzierte Ernährung

Wissenschaftliche Darstellung

Je ausdauertrainierter der Stoffwechsel ist, desto höher ist der Anteil der Fettverbrennung an der Energiebereitstellung während einer bestimmten Belastungsintensität. Entsprechend weniger Glykogen wird dabei benötigt. Das eingesparte Glykogen steht dann länger für Leistungsspitzen zur Verfügung. Dadurch ist auch die allmähliche Leistungssteigerung im Ausdauersport zu erklären. Auf Zellebene lässt sich dieser Vorgang wie folgt beschreiben (s. Abb. 18, S. 28):

Ausdauersport führt zur Freisetzung von Adrenalin. Adrenalin stimuliert die Lipolyse und Betaoxidation (Fettverbrennung), sodass verstärkt Acetyl-CoA gebildet wird.

Das Acetyl-CoA aus der Betaoxidation führt zur Hemmung der Acetyl-CoA-Bildung aus Pyruvat durch Hemmung der Pyruvatdehydrogenase. Der Pyruvatabbau wird vermindert bzw. die Glykolyseaktivität gesenkt.

Das aus der Betaoxidation stammende Acetyl-CoA verbindet sich im Zitronensäurezyklus mit Oxalessigsäure zu Zitronensäure. Zitronensäure wiederum hemmt die Aktivität der Phosphofruktokinase, wodurch weniger Fruktose-6-phosphat zu Fruktose-1,6-bisphosphat umgewandelt wird.

Der daraus resultierende erhöhte Spiegel an Fruktose-6-phosphat führt zur Verminderung des Umbaus von Glukose-6-phosphat zu Fruktose-6-phosphat. Der erhöhte Spiegel an Glukose-6-phosphat hemmt anschließend die Aktivität der Hexokinase und somit die Phosphorylierung der Glukose zu Glukose-6-Phosphat. Diese Prozesse wurden bei Typ-2-Diabetikern entdeckt (Randle et al. 1963, Randle 1986, Randle et al. 1988, Kelley und Mandarino 2000).

Aus dieser Darstellung lässt sich ableiten, dass die Stoffwechselprodukte Acetyl-CoA und Zitronensäure die Glykolyse an zwei Stellen (Pyruvatdehydrogenase und Phosphofructokinase) hemmen. Wird weniger Glukose abgebaut, muss zum einen weniger Glykogen mobilisiert werden. Zum anderen verringert sich die Phosphorylierung freier Glukose, die mit dem Blut antransportiert wird.

Beobachtet wurde der glukose- und glykogensparende Effekt z. B. von Jansson und Kaijser (1982), Despres et al. (1984), Sherman und Costill (1984), Tremblay et al. (1989), Cutler et al. (1995) sowie Jeukendrup et al. (1996).

Bei Jeukendrup et al. (1996) trainierten die Athleten bei kohlenhydratreduzierter Ernährung. Anschließend wurde bei einem Teil der Probanden eine Glykogensuperkompensation durchgeführt, bei dem anderen Teil nicht. Beide Gruppen absolvierten dann eine 120 Minuten andauernde Belastung bei 57 % VO_2max, wobei vor Belastungsbeginn und während der Belastung Kohlenhydrate supplementiert wurden. In der Gruppe ohne Superkompensation konnte während dieser Belastung ein verminderter Glukoseabbau bei gleichzeitig erhöhtem Spiegel freier Fettsäuren

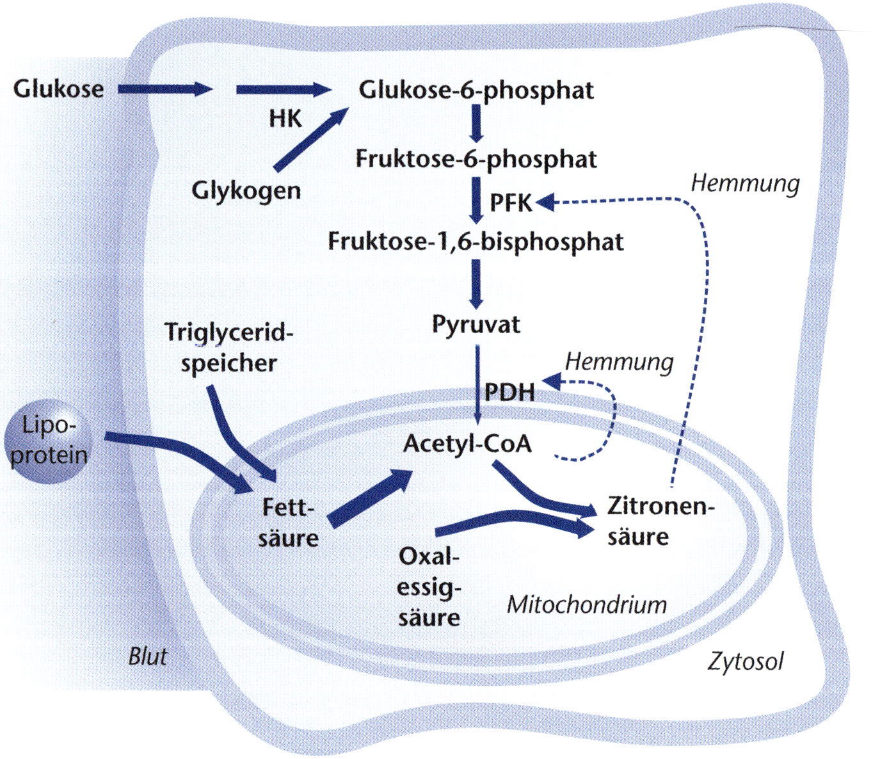

Abb. 18: Hemmung der Glykolyse infolge gesteigerter Lipolyse und Betaoxidation (HK: Hexokinase, PFK: Phosphofructokinase, PDH: Pyrovatdehydrogenase)

gemessen werden. Das weist darauf hin, dass die Glukose im Organismus der Athleten ohne Superkompensation sparsamer verwendet wird.
Bei Jansson und Kaijser (1982) führte eine fettreiche Mahlzeit vor einer 25-minütigen Belastung bei 65 % VO_2max zu vermindertem Muskelglykogenabbau. Auch hier war der Anteil der Fettenergie am belastungsbedingten Gesamtenergieumsatz erhöht.
Der zunehmend sparsame Einsatz der Muskelkohlenhydratreserven bei kohlenhydratarmer Ernährung ist u. a. auf den niedrigen Insulinspiegel zurückzuführen. Insulin stimuliert den Glukoseabbau in der Muskelzelle. Demzufolge wird bei niedrigem Insulinspiegel auch der Glukoseabbau reduziert.

Für die Praxis bedeutet das:

- Kohlenhydratbetonte Ernährung kann die extensive Ausdauerleistungsfähigkeit hemmen.
- Bei kohlenhydratbetonter Ernährung lernt die Muskulatur nur begrenzt, die Glykogenspeicher sparsam einzusetzen.
- Extensives Ausdauertraining und kohlenhydratreduzierte Ernährung bewirken einen kohlenhydratsparenden Effekt in der Muskulatur.
- Der antrainierte kohlenhydratsparende Effekt ist am größten, wenn die Muskulatur vor der Belastung mit Kohlenhydraten maximal aufgefüllt wird.
- Beim Prinzhausen-Prinzip werden diese Erkenntnisse zur Steigerung der Ausdauerleistungsfähigkeit in den Ernährungsplan integriert.

1.10 Und alles zusammen – Kombination der Einzeleffekte

Übersicht

Fassen wir die beschriebenen Wirkungen zusammen. Die Umstellung auf kohlenhydratreduzierte Ernährung

- fördert die Fettverbrennung,
- erhöht den Fettspeicheraufbau in der Muskulatur,
- steigert das Sauerstoffaufnahmevermögen und
- stimuliert die Bildung von Glukosetransportern in der Muskulatur.

Diese Veränderungen können zur Steigerung der Ausdauerleistungsfähigkeit bei extensiven Belastungen beitragen. Die Muskulatur ermüdet weniger schnell.

Werden nach der Phase kohlenhydratreduzierter Ernährung betont Kohlenhydrate verzehrt, bewirkt dies

- eine gesteigerte Bildung von Glukosetransportern in der Muskulatur,
- eine kompensatorische Bildung von Muskelglykogenpeichern,
- einen sparsamen Umgang mit den Muskelglykogenspeichern und
- einen verzögerten Eintritt der Muskelermüdung.

So ist eine Leistungssteigerung auch bei intensiveren Ausdauerbelastungen möglich. Die notwendige Zeit zum Absolvieren einer bestimmten Strecke kann reduziert werden.

Wissenschaftliche Darstellung

In der Meta-Analyse nach Erlenbusch et al. (2005) wurden 25 Studien angeführt, die den Einfluss fettbetonter und kohlenhydratbetonter Ernährung auf die Ausdauerleistung beschrieben. In 13 der Untersuchungen konnte die Leistung unter kohlenhydratbetonter Ernährung verbessert werden und in elf der Untersuchungen verbesserte sich die Leistung unter fettbetonter Ernährung. Die Autoren schlussfolgerten daraus, dass die Ernährung im Ausdauersport anhand der vorliegenden Studien nicht genau definierbar sei.

Da jedoch davon auszugehen ist, dass mit zunehmender Belastungsintensität mehr Kohlenhydrate benötigt werden, empfehlen wir für Ausdauersportler im Rahmen des Prinzhausen-Prinzips die von Pendergast et al. (1996/2000) angegebenen Werte:

Ernährung zur Förderung des Grundlagenausdauerpotenzials bei extensiven Belastungen (Energieverteilung):

- 50 kcal% Fett
- 30 kcal% Kohlenhydrate
- 20 kcal% Proteine

Ernährung zur Förderung der maximalen Leistungsfähigkeit bei intensiven Belastungen (Energieverteilung):

- 30 kcal% Fett
- 50 kcal% Kohlenhydrate
- 20 kcal% Proteine

Rowlands und Hopkins (2002) verglichen die Leistung von drei Probandengruppen. Die erste Gruppe ernährte sich 14 Tage kohlenhydratbetont und fettarm. Die zweite Gruppe ernährte sich 14 Tage fettbetont und kohlenhydratreduziert. Die dritte Gruppe praktizierte 11,5 Tage fettbetonte Ernährung gefolgt von 2,5 Tagen Superkompensation. Im Anschluss daran ab-

Studiendesign		
Gruppe	A n = 5 ausdauertrainierte Radsportler	B n = 5 ausdauertrainierte Radsportler
Intervention	• 10 Tage herkömmliche Mischkost (30 kcal% Fett) • 3 Tage kohlenhydratreiche Kost (>70 kcal%) • 120 min Radfahren bei 70 % VO_2max + 20-km-Zeitfahren	• 10 Tage fettbetonte Kost (<15 kcal% Kohlenhydrate, >65 kcal% Fett) • 3 Tage kohlenhydratreiche Kost (>70 kcal%) • 120 min Radfahren bei 70 % VO_2max + 20-km-Zeitfahren
Ergebnisse (während und nach der Belastung)		
Fettoxidation	A < B (signifikant)	
Kohlenhydratoxidation	1,7 g • min^{-1}	1,1 g • min^{-1}
Glykogenverbrauch	1,08 g • min^{-1}	0,63 g • min^{-1}
Ergebnis Zeitfahren	30,68 min	29,35 min

Tab. 4: Durchführungsdesign und Ergebnisse nach Lambert et al. (2001). Zu sehen ist der Effekt der Anpassung an den Fettstoffwechsel und die daraus resultierende Nährstoffnutzung zur Energiebereitstellung unter Belastung. Kritisiert werden muss die oftmals geringe Probandenzahl älterer Studien.

solvierte jede Gruppe ein 15-minütiges Zeitfahren und ein 100-km-Ausdauerrennen auf dem Rad. Im Zeitfahren waren keine Unterschiede im Ergebnis festzustellen, wobei jedoch die Kraftleistung der dritten Gruppe auf den letzten 5 km dem 1,3-fachen der ersten beiden Gruppen entsprach. Im 100-km-Ausdauerrennen trat die Erschöpfung von Gruppe drei etwas verzögert im Vergleich mit den ersten beiden Gruppen ein. Diese Verzögerung entsprach einer nicht signifikanten Leistungssteigerung von 3–4 %. Die Autoren schlussfolgerten aus ihrer Untersuchung, dass die Erhöhung des Nahrungsfettanteils um 10 % theoretisch eine Steigerung der Kraftleistung von 2 % im 100-km-Rennen ergeben könnte.

Die Glykogensuperkompensation weist einen weiteren Vorteil auf: Unter kohlenhydratarmer Ernährung kommt es zur Veränderung der Aufnahme, Konzentration und Freisetzung von Kalzium in, im und aus dem sarkoplasmatischen Retikulum der Muskelzellen. Kalzium ist während körperlicher Belastung an Energie bereitstellenden Prozessen in der Muskelzelle und an der Muskelkontraktion beteiligt. Daher wird die Veränderung im Kalziumhaushalt der Muskelzelle als eine mögliche Ursache für die Muskelermüdung bei verminderter Glukoseverfügbarkeit gewertet. Bei ausreichender Kohlenhydratverfügbarkeit treten die Veränderungen im Kalziumhaushalt nicht oder kaum auf (Duhamel et al., 2006). Anzumerken ist diesbezüglich die Beobachtung der Wissenschaftler, dass hauptsächlich kohlenhydratarme Ernährung zu den Veränderungen im Kalziumhaushalt führt. Kohlenhydratarme Ernährung kombiniert mit Sport kann dem vorbeugen.

Für die Praxis bedeutet das:

- Wichtige Erkenntnisse zur Beeinflussung der Ausdauerleistungsfähigkeit werden beim Prinzhausen-Prinzip in ein praxisorientiertes Modell integriert.

1.11 Diskussion: Höchstleistung trotz kohlenhydratreduzierter Ernährung?

Welcher Sprinter kann mit einem Löwen um die Wette rennen? Welcher Schütze kann aus der Bewegung heraus ein Ziel genauso exakt treffen, wie Prärie-Indianer damals bei der Büffeljagd? Welcher Ruderer kann so ausdauernd sein wie ein Inuit bei der Robbenjagd?

Während Sprinter, Schütze und Ruderer „Nudelpartys" veranstalten müssen, um körperliche und geistige Leistungen zu vollbringen, scheint das bei Löwe, Indianer und Inuit auch ohne „sportgerechte" Ernährung ganz gut zu klappen. Löwen fressen Fleisch, also Fett und Protein. Prärie-Indianer aßen hauptsächlich Büffelfleisch, also Fett und Protein. Und Inuit leben z. T. noch immer ausschließlich von Fisch und Meeressäugern, also von Fett und Protein. Es ist nicht schwer abzuleiten, dass es dem Säugetierorganismus auch ohne kohlenhydratbetonte Ernährung möglich sein muss, körperlich und geistig anstrengende Belastungen bewältigen zu können.

Zum Teil berichten auch Sportler, vor allem Kraftsportler, von Höchstleistungen trotz kohlenhydratreduzierter Ernährung. Selbst ketogene Ernährungsformen (<30–50 g Kohlenhydrate pro Tag) sollen Erfahrungsberichten zufolge nach einigen Tagen der Ernährungsumstellung nicht mehr als leistungsmindernd empfunden werden. Als Referenzwerte dienen den Athleten Gewichte und Wiederholungszahlen beim Training im Vergleich vor und nach der Ernährungsumstellung. Aber auch in Studien mit Sportlern konnten intensive Belastungen bei fettbetonter und kohlenhydratreduzierter Ernährung ohne Leistungsstagnation absolviert werden (Phinney et al. 1983, Stepto et al. 2002).

Wie hohe Leistungsfähigkeit auch ohne kohlenhydratbetonte Ernährung möglich sein könnte, wird anhand der Darstellungen der nachfolgenden Abschnitte diskutiert.

ATP und Kreatinphosphat

Hochintensive Belastungen von bis zu 20–30 Sekunden können durch das vorrätige ATP und Kreatinphosphat abgedeckt werden. Das heißt, zum Bewältigen hoher Gewichte, Maximalgewichte oder kurzer Sprints ist weder Kohlenhydrat- noch Fettoxidation nötig. Belastungspausen von 30 Sekunden Länge genügen anschließend, um die Kreatinphosphatspeicher zu ca. 60–75 % zu regenerieren. Demnach besteht in diesem Belastungszeitraum nicht zwangsläufig eine unmittelbare Abhängigkeit zwischen der Leistungsfähigkeit und dem Kohlenhydratgehalt der Nahrung. Einschränkend ist allerdings festzustellen, dass diese Form der Energiefreisetzung für Ausdauersportler weniger von Bedeutung ist.

Glukoseneubildung aus Aminosäuren und Glycerol

Bei geringer Glukoseverfügbarkeit und intensiver Belastung steigt die Nutzung von Aminosäuren zur ATP-Gewinnung und Glukoseneubildung (Glukoneogenese) an. Kohlenhydratreduzierte Ernährung geht gewöhnlich mit höherer Proteinaufnahme einher. Somit stehen dem Körper bei angestrebter intensiver Belastung als alternative Energiequelle vermehrt Proteine bzw. Aminosäuren zur Glukoseneubildung zur Verfügung. Dies setzt voraus, dass dem Körper entsprechend hohe Proteinmengen von mindestens 1,5 bis 2 g Protein pro Kilogramm Körpergewicht und Tag zugeführt werden. Außerdem dient auch das bei der Spaltung der Triglyceride freigesetzte Glycerol als Ausgangssubstanz für eine begrenzte Glukoseneubildung.

Das hohe Leistungsvermögen der Inuit, welche hauptsächlich Fleisch und Fisch verzehren, wird z. T. auf diesen Wirkmechanismus zurückgeführt (Phinney 2004).

Effiziente Glukoseneubildung

Mit der Umstellung auf kohlenhydratarme Ernährung muss der Körper erlernen, die Glukoseneubildung in der Leber schnell und effizient ablaufen zu lassen. Das heißt, dass die an der Glukoneogenese beteiligten Enzyme und deren Reaktionen hochgeregelt werden müssen und diese Hochregelung muss schnell erfolgen können. Anfänglich ist diese Anpassung im Stoffwechsel noch unzureichend und mindert die Leistungsfähigkeit.

Nach erfolgter Ernährungsumstellung könnte die Effizienz zunehmen und Leistungseinbußen verlieren an Bedeutung.

Ketonkörperbildung und Ketonkörperverwertung

Ketonkörper sind Substanzen, die aus den Abbauprodukten der Fettsäuren gebildet werden, wenn diese in der Leber bei hohem Anstau nicht vollständig abgebaut werden können. Bei kohlenhydratarmer Ernährung steigt die Ketonkörperbildung und -nutzung an.

Der Transport der Ketonkörper im Blut sowie der Abbau in der Muskelzelle verläuft eventuell unproblematischer und schneller im Vergleich zu langkettigen Fettsäuren. Ketonkörper können somit eine alternative Energiequelle auch für intensive Belastungen darstellen.

Diese Darstellung widerspricht der Beobachtung von White et al. (2007). Ihnen zufolge korreliert der Grad der Erschöpfung während Belastung unter kohlenhydratarmer Ernährung direkt mit dem Blutketonspiegel. Einschränkend ist jedoch anzumerken, dass es sich bei den Probanden um übergewichtige Untrainierte handelte, welche unterkalorisch ernährt wurden. Energiedefizite schränken die Leistungsfähigkeit in der Regel ein.

Glukose-/glykogensparender Effekt

Kohlenhydratreduzierte Ernährung ökonomisiert, wie bereits beschrieben, den Abbau von Glukose aus dem Blut und den Abbau von Muskelglykogen. So ist es möglich, dass trotz kohlenhydratfreier Ernährung eine stabile Restmenge an Glykogen in der Muskulatur verbleibt. Diese Glykogenmenge wird erst bei intensiver körperlicher Anstrengung mobilisiert. So steht trotz kohlenhydratarmer Ernährung Glukose für intensive Belastungen zur Verfügung. Nicht zu vergessen ist, dass neben diesem „Restglykogen" auch Kreatinphosphat zur kurzfristigen Energiebereitstellung dienen kann.

2 Das Prinzhausen-Prinzip in der Praxis

Ableitend aus den vorangegangenen Erklärungen soll nun beschrieben werden, wie die Theorie in die Praxis umgesetzt werden kann.
Ausdauerathleten ernähren sich gewöhnlich mehr oder weniger bewusst durch eine kohlenhydratbetonte Mischkost. Das bedeutet, Brot, Brötchen, Nudeln, Reis, Kartoffeln, Cornflakes, Müsli, Bananen etc. zählen zu den betont verzehrten Lebensmitteln. Zum Auffüllen der Muskelglykogenspeicher ist diese Lebensmittelauswahl perfekt. Die günstigen Effekte des Prinzhausen-Prinzips werden jedoch nicht gefördert.

2.1 Sportler haben das Prinzip getestet: Yvonne van Vlerken und Thomas J. Vonach

Zwei erfolgreiche Sportler des Duathlon- und Triathlonsports haben das Prinzip bereits getestet und zur Steigerung ihres Leistungsvermögens eingesetzt: Aus dem Profilager kommend, beschreibt Yvonne van Vlerken ihre Erfahrungen. Aus der Sicht eines erfolgreichen Amateursportlers kommen Anmerkungen von Thomas J. Vonach.

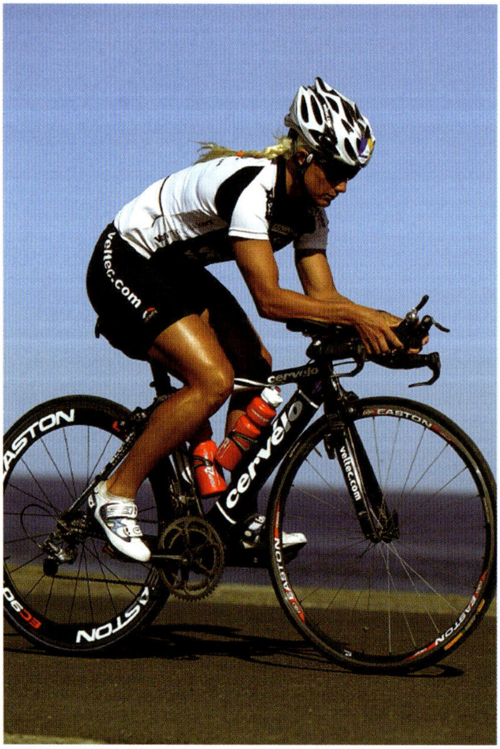

Profiathletin und Weltrekordlerin: Yvonne van Vlerken

Yvonne van Vlerken stammt aus Holland. Sie begann ihre sportliche Karriere als Fitnesssportlerin. Mit dem Wechsel zum Duathlon-Sport konnte sie auch Erfahrungen im Ausdauersport sammeln. Neben mehreren nationalen Toptiteln gelang ihr im Jahr 2006 der Sprung an die Weltspitze. Sie wurde Weltmeisterin. Noch im gleichen Jahr startete sie als Triathletin und beeindruckte durch ihr enormes Leistungspotenzial. Im Jahr 2007 konnte sie im Ironman Almere und im Ironman Challenge Roth den ersten Platz bei den Frauen erkämpfen. Die Steigerung folgte im Jahr 2008: Neben dem ersten Platz im Ironman Österreich und dem Vizeweltmeistertitel im Ironman Hawaii stellte sie im Ironman Challenge Roth einen neuen Weltrekord auf.

Das Prinzhausen-Prinzip nutzt Yvonne van Vlerken seit 2007. Dazu sagt sie Folgendes:
„Durch die Zusammenarbeit mit Jan Prinzhausen und die Umsetzung seiner Ernährungsphilosophie konnte ich nicht nur mein Gewicht und meinen Stoffwechsel optimieren. Die Wettkampfernährung und Supplementierung für die Langdistanzrennen helfen mir dabei, während der gesamten Wettkampfdauer eine optimale Energiebereitstellung ohne Schwankungen der Leistungen zu halten. An meinem Weltrekord über die „Ironman"-Distanz war die Ernährungsstrategie maßgeblich beteiligt."

Foto 1: Yvonne van Vlerken (Quelle: Bob Foy)

Amateur mit Spitzenleistung: Thomas J. Vonach

Thomas J. Vonach ist gebürtiger Österreicher. Er kam erst relativ spät zum Triathlon-Sport. Der erfolgreiche Kampf gegen Magersucht mit 19 Jahren motivierte ihn, weitere Herausforderungen anzunehmen. So begann er, auch Ironman-Triathlons zu bestreiten. Vonachs 18 erfolgreiche Ironman-Teilnahmen wurden gekrönt durch den Vizeweltmeistertitel seiner Altersklasse im Jahr 2006. Einen neuen Streckenrekord bei den Amateuren stellte Thomas Vonach beim Ironman Malaysia 2008 auf. Bei seinen vier Finishs unter den Top 10 verwies er selbst Profiathleten auf die hinteren Plätze.

Das Prinzhausen-Prinzip wendet der Athlet seit 2005 an. Dank seiner Hilfe und Zusammenarbeit konnten Schwachpunkte des Konzeptes erkannt und verbessert werden:
„Ich hatte lange Jahre Probleme mit der Ernährung und mit meinem Stoffwechsel. Seit ich die Strategie von Jan Prinzhausen umsetze, hat sich mein Stoffwechsel stabilisiert und meine Leistungen haben sich verbessert.
Auf der Triathlon-Langdistanz besteht eine Top-Leistung bei einem Rennen zu 50 % aus Training, 20 % mentaler Stärke und 30 % zielgerichteter Ernährung. Meine Top-Resultate habe ich alle mit der Ernährungsstrategie von Jan Prinzhausen erreichen können."

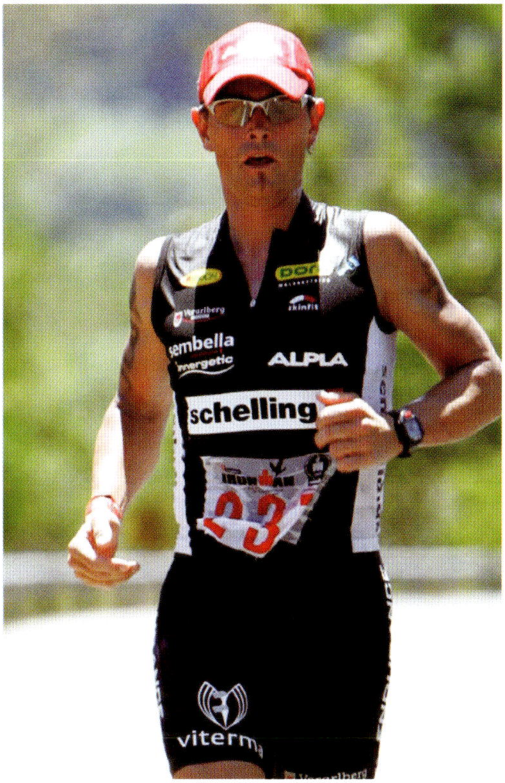

Foto 2: Triathlet Thomas J. Vonach (Quelle: Endurance Team)

Thomas J. Vonach und auch Yvonne van Vlerken ernähren sich grundsätzlich pesco-ovo-lakto-vegetabil (Ernährung aus Fisch, Eiern, Milchprodukten und pflanzliche Nahrungsmitteln). Trotz des Verzichts von Fleisch gelingt es Ihnen, das Prinzip zu praktizieren. Das Thema fleischfreie kohlenhydratreduzierte Ernährung wird im Kapitel „Fragen und Probleme" detaillierter diskutiert.

2.2 Das Kernstück des Prinzhausen-Prinzips: Anpassen der Ernährung an den Trainingsplan

Belastungsintensität und Ernährung

Der erste Schritt ist die Anpassung der Ernährung an den Trainingsplan. Im Trainingsplan sind extensive und intensive Einheiten integriert. Was „extensiv" oder „intensiv" ist, legt der Athlet nach subjektivem Empfinden selbst fest.

Intensive Belastungen benötigen Kohlenhydratenergie. Daher sollten vor intensiven Belastungen Kohlenhydrate verzehrt werden. Für extensive Belastungen sind Kohlenhydrate weniger wichtig. Extensive Belastungen werden daher mit kohlenhydratreduzierter, fettproteinbetonter Ernährung kombiniert.
Da sich im Trainingsplan gewöhnlich intensive und extensive Belastungen abwechseln, kommt es zu einem ständigen Wechsel zwischen kohlenhydratreduzierter und kohlenhydratbetonter Ernährung. In Tab. 5 ist dargestellt, wie Belastungsintensität und Ernährung kombiniert werden.

Wie beschrieben, ist das Erbringen höherer Belastungsintensitäten von den Muskelglykogenspeichern abhängig. Daher müssen vor intensiven Belastungen die Glykogenspeicher in der Muskulatur einigermaßen aufgefüllt werden. Der Aufbau der Glykogenspeicher bis zu einem sinnvollen Maß dauert allerdings mehrere Stunden. Daher muss die kohlenhydratbetonte Ernährung bereits 4–6 Stunden vor intensiven Trainingseinheiten begonnen werden.
Wie die Ernährung im Anschluss an das intensive Training gestaltet wird, richtet sich nach der Intensität der nächsten Trainingseinheit. Steht erneut eine intensive Belastung auf dem Plan, wird die erhöhte Kohlenhydratzufuhr beibehalten. Folgt eine extensive Belastung, wird die Ernährung auf kohlenhydratreduziert, fettproteinbetont umgestellt (s. Tab. 6, S.37).

Vereinfacht lautet die Regel:
Grundsätzlich wird die kohlenhydratreduzierte, fettproteinbetonte Ernährung praktiziert.
Die kohlenhydratreduzierte Ernährung fördert dabei die Entwicklung der aeroben Leistungsfähigkeit, vermindert jedoch die maximal erreichbare Belastungsintensität (Helge 2002). Daher müssen vor jeder intensiven Belastung gezielt und dabei zeitlich vorversetzt Kohlenhydrate zugeführt werden.

Abb. 19 (s. S. 37) soll die Anpassung der Ernährung an den Trainingsplan visualisieren.

Belastung	**intensiv**	**extensiv**
Ernährung	**kohlenhydratbetont**	**kohlenhydratreduziert** (fettproteinbetont)
Lebensmittelauswahl	• **viel:** Brot, Brötchen, Nudeln, Reis, Kartoffeln, Cornflakes, Müsli, Banane, Trockenfrüchte, Obst, Marmelade, Honig, Mineralwasser und Tee • **dazu** (moderat): Fleisch, Fisch, Eier, Nüsse, Meeresfrüchte, Milch/-produkte, Tofu, Gemüse, Pilze, Öle, Kräuter, • **ab und zu:** Kuchen, Süßwaren, Eis, Limonade, Cola	• **viel:** Fleisch, Fisch, Eier, Tofu, Nüsse, Meeresfrüchte, Öle, Gemüse, Tee und Mineralwasser • **dazu:** Obst, Milch/-produkte (höhere Fettstufe), Kräuter • **wenig:** Brot, Brötchen, Nudeln, Reis, Kartoffeln, Cornflakes, Müsli, Banane, Trockenfrüchte, Obst, Marmelade, Honig, Kuchen, Süßwaren, Eis, Limonade, Cola
	Alkohol: Männer dürfen pro Tag eine Flasche Bier oder ein Glas Wein oder eine typische Portion Schnaps konsumieren. Frauen sollten nur die Hälfte davon konsumieren.	

Tab. 5: Belastungsintensität und Ernährung

Belastungsintensität und Tageszeit	Ernährungsmaßnahme
nur extensive Einheiten	kohlenhydratreduzierte, fettproteinbetonte Kost über den ganzen Tag
intensive Einheit morgens/vormittags	kohlenhydratbetonte Kost bereits ab dem Abend zuvor
intensive Einheit mittags	kohlenhydratbetonte Kost bereits ab dem Frühstück des Tages
intensive Einheit abends	kohlenhydratbetonte Kost bereits ab Mittag des Tages

Tab. 6: Zeitregime der Kohlenhydratzufuhr bei verschiedenen Belastungsintensitäten

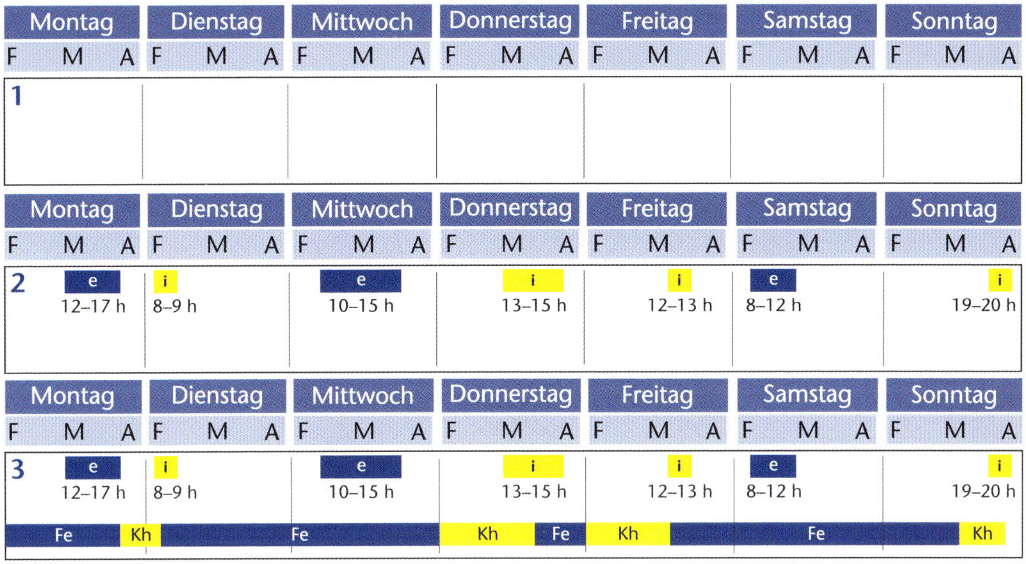

Abb. 19: Beispiel für die Anpassung der Ernährung an den Trainingsplan – das Kernstück des Prinzhausen-Prinzips:

1.) Es wird eine Tabelle für eine Woche erstellt. (F: Früh, M: Mittag, A: Abend)

2.) Die Trainingszeiten und die Belastungsintensität werden angegeben. Ob eine Belastung extensiv (e) oder intensiv (i) ist, legt der Sportler nach subjektivem Empfinden selbst fest.

3.) Die Ernährung wird zugeordnet. Durch Balken wird gekennzeichnet, in welchem Zeitraum die kohlenhydratreiche Ernährung (Kh) oder die kohlenhydratreduzierte, fettproteinbetonte Ernährung (Fe) praktiziert wird. Aus der Abbildung wird ersichtlich, dass die kohlenhydratbetonte Ernährung bereits einige Stunden vor der intensiven Belastung begonnen wird.

Analyse der Ernährung/Re-Test

Bei der Anpassung der Ernährung an den Trainingsplan müssen folgende zwei Schwerpunkte kontrolliert werden:

- Wird die Ernährung richtig an die Belastungsintensität angepasst (d. h. erfolgt die Kohlenhydratzufuhr vor intensiven Belastungen zeitlich vorversetzt)?
- Werden kohlenhydratbetonte und kohlenhydratreduzierte Ernährung so praktiziert, dass deutliche Veränderungen im Makronährstoffverhältnis erzielt werden und dabei der Mikronährstoffbedarf (Vitamine und Mineralstoffe) gedeckt wird?

Athleten, welche keine Erfahrungen in der Ernährungsanalyse besitzen, sollten sich gegebenenfalls an Ernährungsfachkräfte wenden, die bereits Erfahrung mit Sportlern haben.

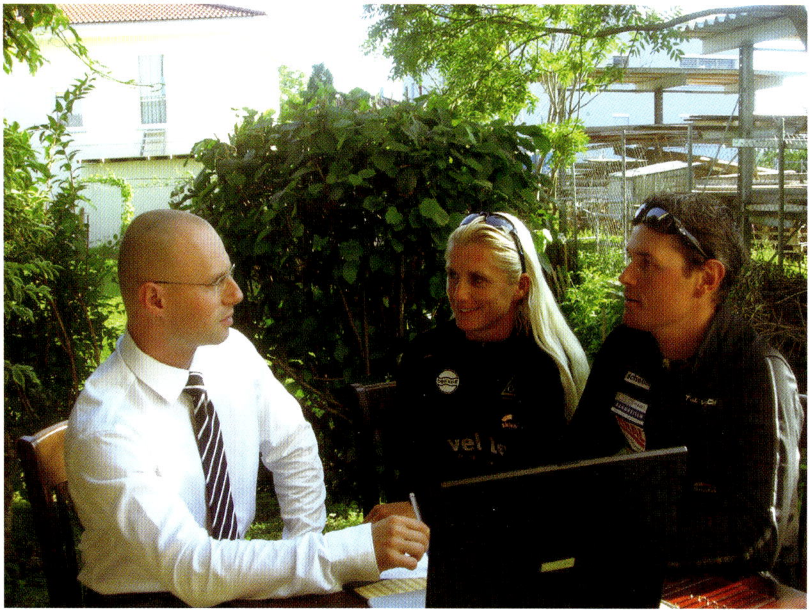

Foto 3: Auswertung und Besprechung der Ergebnisse. Von links: Jan Prinzhausen, Yvonne van Vlerken und Thomas J. Vonach. (Quelle: Endurance Team)

2.3 Vorbereitung auf den Wettkampf: „Alter Hut mit aktueller Bedeutung"

Die Vorbereitung auf den Wettkampf beginnt eine Woche vorher. Dabei folgen nach fünf Tagen kohlenhydratreduzierter Ernährung zwei Tage kohlenhydratbetonter Ernährung. Infolge dieser Strategie werden die günstigen Prozesse aktiviert, welche wie vorangehend beschrieben, zur verbesserten Ausdauerleistungsfähigkeit beitragen können.
Selbstverständlich sollte in dieser Woche nicht mehr intensiv trainiert werden. Steht auch in der letzten Woche intensives Training an, so werden leichtverdauliche Kohlenhydrate in den fünf Tagen der kohlenhydratreduzierten Ernährung lediglich kurz vor Trainingsbeginn zugeführt. Das kann z. B. in Form isotoner Lösungen, Saftschorlen, Bananen, in Saft gelösten Instanthaferflocken, etc. geschehen.

Die Kombination fünf Tage kohlenhydratreduzierte Ernährung gefolgt von zwei Tagen kohlenhydratbetonter Ernährung ist im Prinzip eine der beschriebenen Formen der Maximierung der Muskelglykogenspeicher. In die Sporternährung eingegangen ist dieses Vorgehen als die „Saltindiät" (Saltin und Hermansen 1967).
Die, falls notwendig, praktizierte Kohlenhydratzufuhr unmittelbar vor intensiven Belastungen in nerhalb der fünf Tage kohlenhydratarmer Kost zeigt auch einen Aspekt der Abgrenzung des Prinzhausen-Prinzips von der Saltin-Diät.

Fünf Tage kohlenhydratreduzierte Ernährung

Die fünftägige kohlenhydratreduzierte Ernährungsphase dient der Entleerung der Glykogenspeicher, dem Füllen der Muskelfettspeicher (Fatloading) und der akuten Anpassung des Muskelstoffwechsels an die Energiebereitstellung über Fett.
Unsere Nahrungsfette bestehen aus gesättigten, einfach ungesättigten und mehrfach ungesättigten Fettsäuren. Welcher dieser Fettsäuretypen ist aber für das Füllen der Muskelfettspeicher geeignet?
Je hochgradiger ungesättigt eine Fettsäure ist (je mehr Doppelbindungen im Fettsäuremolekül vorhanden sind), desto mehr zusätzliche biochemische Schritte sind zu deren Abbau notwendig. Im Vergleich dazu sind gesättigte Fettsäuren biochemisch „schneller" abbaubar. Das würde ein Fatloading mit überwiegend gesättigten Fettsäuren als günstiger erscheinen lassen. Zumindest gibt es Hinweise, dass die Muskelfettkonzentration nach betontem Verzehr von Fetten reich an gesättigten Fettsäuren höhere Werte erreicht als fettbetonte Kost reich an mehrfach ungesättigten Fettsäuren (St-Onge et al. 2007).
Ein Blick in die wissenschaftliche Literatur zeigt jedoch, dass die einfach ungesättigten Fettsäuren und z. T. auch mehrfach ungesättigte Fettsäuren bevorzugt eingelagert und verbrannt werden, selbst wenn gesättigte Fettsäuren zur Verfügung stehen (Jones et al. 1985/Emken, 1994).

Nährstoffe und Lebensmittel in der kohlenhydratreduzierten Phase			
Wasser	**Fette**	**Proteine**	**Ballaststoffe**
• Mineralwasser • Kräutertee • Früchtetee • grüner Tee	• Olivenöl • Rapsöl • Butter • Schmalz • Kokosfett • Palmfett	• Fleisch/-waren • Fisch/-waren • Meeresfrüchte • Eier • Käse • Tofu • Nüsse • Milch/-produkte (ohne Zuckerzusatz)	• stärkefreie Gemüse • grüne Blattsalate • Nüsse • Pilze • Leinsamen • Steinobst • Psyllium (Flohsamenschalen) • Inulin

Tab. 7: Lebensmittelauswahl in der fünftägigen Phase kohlenhydratreduzierter Ernährung

Zusammenfassend lässt sich ableiten, dass Fettquellen, die reich an einfach ungesättigten Fettsäuren sind, die erste Wahl zum Füllen der Muskelfettspeicher sein sollten. Dazu gehören Oliven- und Rapsöl sowie Haselnüsse und Mandeln. Wichtige Nährstoffe in der Phase kohlenhydratreduzierter Ernährung sind Wasser, Fette, Proteine und Ballaststoffe.

Zwei Tage kohlenhydratreiche Ernährung

Rein kohlenhydratreduzierte, fettproteinbetonte Ernährung kann durchaus zur Verbesserung der Ausdauerleistungsfähigkeit beitragen. Es liegen einige Studien mit positivem Ergebnis vor (Erlenbusch et al. 2005). In diesen Untersuchungen wird häufig eine Verzögerung des Erschöpfungseintritts bei langen Distanzen beschrieben.
Bei Wettkämpfen geht es jedoch darum, eine bestimmte Strecke in möglichst kurzem Zeitraum zu absolvieren. Die Athleten kommen im Wettkampf in Intensitätsbereiche von bis zu 85 % VO_2. Höhere Belastungsintensitäten bedeuten eine Steigerung der Energiebereitstellung über Kohlenhydrate.
Das Maximieren der Muskelglykogenspeicher benötigt ca. 24 Stunden, wobei der größte Teil der Muskelglykogenspeicher bereits in den ersten zwölf Stunden der Ladezeit mit kohlenhydratreicher Kost aufgebaut wird.

Zur Sicherheit und aus Gründen guter Rückmeldungen aus der Praxis scheint es sinnvoll, die Ladephase auf eineinhalb bis zwei Tage zu verlängern:

- Bei einem Kohlenhydratladetag der fünf bis sechs Tagen mit kohlenhydratreduzierter Kost folgt, bleibt die erhöhte Fettverbrennung infolge der Fettadaptation erhalten (Burke et al. 2000, Carey et al. 2001, Havemann et al. 2006).

Das Laden mit Kohlenhydraten über einen Zeitraum von zwei bis drei Tagen auszudehnen ist dagegen nicht sinnvoll. Es kann dazu führen, dass die Anpassungsreaktionen an den Fettstoffwechsel und somit die zuvor evtl. gewonnene Steigerung der aeroben Ausdauerleistungsfähigkeit verloren gehen:

- Nach Helge et al. (1996) zeigt der Wechsel von sieben Wochen kohlenhydratreduzierter Kost auf eine Woche kohlenhydratbetonte Kost negative Effekte auf die Ausdauerleistungsfähigkeit.
- Nach Burke et al. (2002) lassen sich positive Effekte der „Saltin-Diät" im Stoffwechsel ausdauertrainierter Sportler nachweisen, wobei der daraus resultierende Einfluss auf die Leistungsfähigkeit nicht geklärt ist.

Nährstoffe und Lebensmittel für die Glykogensuperkompensation		
Kohlenhydrate	**Wasser**	**Kalium**
• Kartoffeln, Bananen • Nudeln, Reis • Spätzle • Brot, Brötchen • Kekse • Glukose • Maltodextrin • Kuchen, Süßwaren • Malzbier • Obst • Honig • Limonaden • Eistee • Erbsen, Bohnen, Linsen	• Mineralwasser • Kräutertee • Früchtetee • Malzbier (Wasser u. Kohlenhydrate) • Limonade (Wasser u. Kohlenhydrate) • Eistee (Wasser u. Kohlenhydrate)	• Kartoffeln • Bananen • Trockenobst/Obst

Tab. 8: Lebensmittelauswahl zum Laden der Muskelglykogenspeicher

Wichtige Nährstoffe für die zweitägige Ladephase sind Wasser und Kohlenhydrate. Der Aufbau der Muskelglykogenspeicher erfordert zudem eine kaliumbetonte Kost, da dieser Mineralstoff für die Glykogenspeicherung im Muskel wichtig ist. Abb. 20 zeigt die bisherigen Maßnahmen in zeitlicher Abfolge.

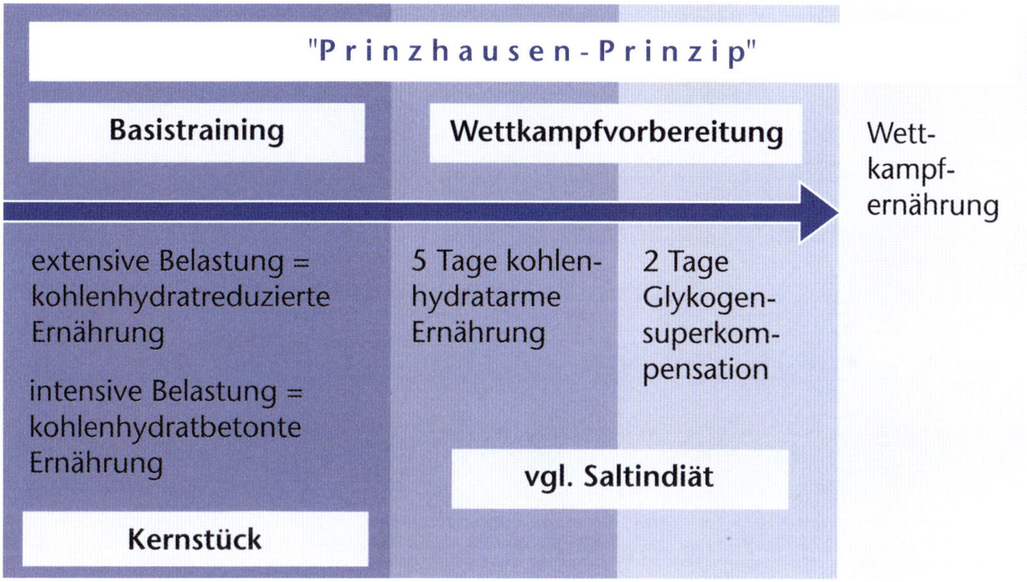

Abb. 20: Maßnahmenübersicht (Rezepte in Kap. 4, S. 63)

2.4 Auf in den Wettkampf!

Wenn alle Schritte so wie vorgegeben umgesetzt wurden, dann sind die Muskelglykogenspeicher und die Muskelfettspeicher am Wettkampftag aufgefüllt. Jedoch können am Wettkampftag selbst noch weitere Maßnahmen durchgeführt werden, welche die Leistungsfähigkeit optimieren.

Neben den Energiereserven der Muskulatur beeinflussen auch der Kohlenhydratgehalt der Leber und der Blutzuckerspiegel die Leistung. Im Langzeitausdauersport kommt außerdem auch den Blutfetten eine Bedeutung für die Energiebereitstellung zu.

Eine Übersicht der Ernährungsmaßnahmen am Wettkampftag gibt Tab. 9 (s. S. 43).

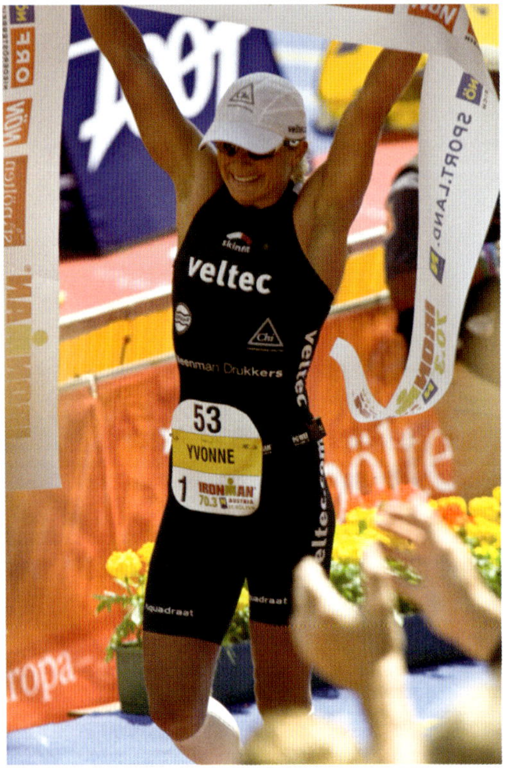

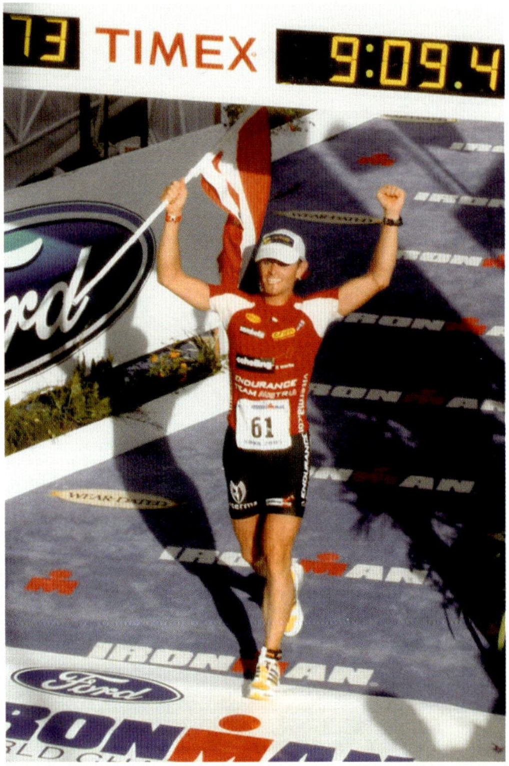

Foto 6/7: Beim Zieleinlauf im Ironman: Yvonne van Vlerken und Thomas J. Vonach (Quellen: Matthias Popp, Endurance Team)

Zeit	Maßnahme	Begründung
drei Stunden vor Wettkampfbeginn	• letzte große Mahlzeit: • fett- und kohlenhydratbetont • Kohlenhydrate mit niedrigem bis mittlerem glykämischen Index (GI)	• Kohlenhydrate zur Füllung der Leberspeicher • Fett zur Erhöhung der Blutfette (Cohen et al. 1988)
eine halbe Stunde bis direkt vor Wettkampfbeginn	• Kohlenhydratsnack oder • isotones Sportgetränk	• Stabilisierung des Blutzuckerspiegels
während des Wettkampfs	• pro Belastungsstunde: • 60–80 g Kohlenhydrate • 1 g Kochsalz • 1 l Flüssigkeit	• Energie-, Elektrolyt- und Flüssigkeitsdefizit reduzieren
unmittelbar nach dem Wettkampf	• leicht verdauliche Kohlenhydrate und Proteine (z. B. Maltodextrin und Molkenprotein)	• Beschleunigung der Regeneration • Muskelabbau stoppen, Reparaturprozesse einleiten
eine Stunde nach dem Wettkampf	• vollständige Mahlzeit	• Übergang zur Basisernährung • weitere Optimierung der Regenerationsprozesse

Tab. 9: Ernährung am Wettkampftag (Rezepte s. Kap.4, S. 63)

2.5 Kritische Betrachtung

Kohlenhydratreduzierte Ernährung kann anfänglich unangenehm sein

Die Umstellung auf kohlenhydratreduzierte Ernährung kann vorübergehend mit Unterzuckerungsbeschwerden, Kopfschmerzen, „schweren Beinen", Lustlosigkeit, Konzentrationsstörungen und anderen Unannehmlichkeiten einhergehen. Bei Gesunden geben sich die Beschwerden innerhalb einiger Tage. Hintergrund ist die nicht sofort optimal und effizient arbeitende Glukoseneubildung in der Leber.

Umstellungsprobleme werden auch in der wissenschaftlichen Literatur beschrieben. Allerdings heißt das nicht, dass kohlenhydratreduzierte Ernährung bei Auftreten dieser Probleme nicht funktioniert: Nach einigen Tagen bis Wochen sind die Umstellungsprobleme meist überwunden und Steigerungen im Leistungsniveau sind möglich (Cahill 1970, Phinney et al. 1980). Zudem sind nicht alle Anwender von diesen Beschwerden betroffen. Die Skala der subjektiv empfundenen Effekte der Umstellung reichen bei Sportlern von „nichts bemerkt" bis hin zu „kaum auszuhalten".

Vorsicht ist in der Umstellungsphase in Situationen mit erhöhten Konzentrationsanforderungen, wie z. B. im Straßenverkehr oder bei der Arbeit mit gefährlichen Geräten, angebracht. Zur Sicherheit sollten Anwender etwas Glukose in Form von Traubenzuckertäfelchen mit sich führen. Bei Kreislaufproblemen, Schwindel etc. hilft die Glukose bei Unterzuckerung rasch den Blutzuckerspiegel anzuheben.

Des Weiteren sollte das im Buch beschriebene Prinzip nicht ungetestet vor wichtigen Wettkämpfen realisiert werden. Günstig erweisen sich das Basistraining und weniger wichtige Wettkämpfe zum Testen.

Komplizierte Ernährungsstrategien hält niemand ewig durch

Ernährungsempfehlungen langfristig zu realisieren, fällt häufig schwer. Je größer die Unterschiede zwischen der Ist- und der Soll-Ernährung sind, desto weniger werden Empfehlungen umgesetzt. Die im vorliegenden Werk beschriebenen Maßnahmen können sich ebenfalls als schwierig in der praktischen Umsetzung erweisen. Die Maßnahmen sind daher nur für Athleten zu empfehlen, bei denen der Wille, bessere Leistungen zu vollbringen, dominiert. Athleten, bei denen sich die Gedanken bei der Umsetzung des Prinzips irgendwann nur noch um das Essen drehen, verlieren ihr eigentliches Anliegen (Leistung im Sport) aus dem Blick. Die Ernährungsmaßnahmen werden früher oder später erfolglos abgebrochen.

Wer genügend Kohlenhydrate zuführt, braucht keinen Turbo-Fettstoffwechsel

Hinfällig wird das Prinzhausen-Prinzip, wenn der Muskulatur während der Belastung mengenmäßig ausreichend Kohlenhydrate zugeführt werden, sodass kontinuierlich überwiegend Kohlenhydrate als Brennstoff dienen.

Die Praxis zeigt jedoch, dass Athleten selten imstande sind, die benötigten Kohlenhydratmengen während der Belastung komplett aufzunehmen. Gewöhnlich steigt das Versorgungsdefizit mit zunehmender Dauer der Belastung an. Hinzu kommt, dass die gezielte Kohlenhydratzufuhr z. T. nur im Training aber kaum noch im Wettkampf zu organisieren ist. Die böse Überraschung erleben „Kohlenhydratjunkies" dann im Wettkampf: Nur auf Kohlenhydratverbrennung getrimmt, vermindert sich die Leistung schlagartig mit dem Eintreten geringer Kohlenhydratverfügbarkeit.

2.6 Erweiterung des Prinzhausen-Prinzips

Das Prinzhausen-Prinzip ist eine vereinfachte Übertragung der theoretischen Erkenntnisse in die Praxis. Diese vereinfachte Darstellung soll dazu beitragen, dass der Leser fokussiert und losgelöst von anderen Aspekten die Grundphilosophie und die zugrunde liegenden physiologischen Prinzipien verstehen kann.

Zudem können in das Prinzhausen-Prinzip weitere Aspekte wie z. B. Muskelaufbau, Gewichtsreduktion/Körperfettreduktion und Höhentraining sowie der zielgerichtete Einsatz von diätetischen Lebensmitteln und Nahrungsergänzungsmitteln integriert werden.

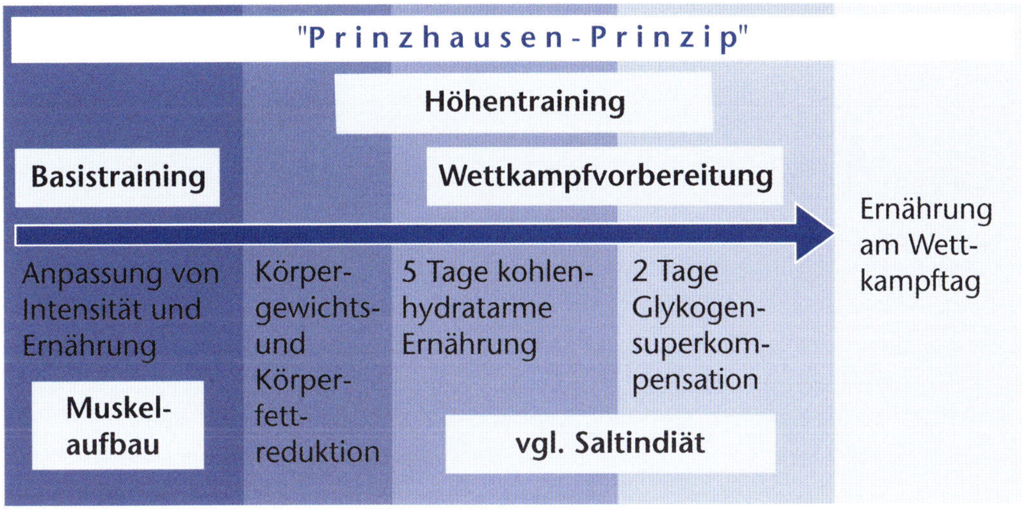

Abb. 21: Erweiterung des Prinzhausen-Prinzips

3 Probleme und Fragen

3.1 Die Leistung sinkt in der kohlenhydratreduzierten Phase auch bei extensivem Training

Fast regelmäßig bemerken Athleten nach Umstellung auf kohlenhydratreduzierte Ernährung Leistungseinbußen – selbst bei extensiven Belastungen. Die Probleme werden dann auf die Kohlenhydratreduktion zurückgeführt. Daraufhin durchgeführte Analysen der Ernährung zeigen dann jedoch meist Verminderungen in der Energieaufnahme infolge der stark sättigenden fettproteinbetonten Kost. Ein typisches Anzeichen dafür ist die Reduktion des Körpergewichtes.
Die Steigerung der Zufuhr von Fetten, vor allem in Form von Rapsöl und Olivenöl, gleicht das Energiedefizit rasch aus und die Leistung stabilisiert sich. Es gilt also: Nicht Hungern sondern gezielt fettreiche Lebensmittel konsumieren!

3.2 Die Menstruation bleibt aus, die Knochenmineraldichte nimmt ab

Das Prinzhausen-Prinzip dient eigentlich nicht der Körpergewichts- bzw. Körperfettreduktion. Jedoch zeigt sich in der Praxis häufig eine über Monate anhaltende, allmähliche Gewichts- und Körperfettreduktion. Ursache ist die wahrscheinlich in der kohlenhydratarmen Ernährungsphase unbewusst reduzierte Energiezufuhr. Protein bzw. Fett und Protein wirken länger anhaltend sättigend im Vergleich zu Kohlenhydraten.

Während bei Männern ein Körperfettanteil von unter 10 % als gesundheitlich problemlos gewertet werden kann, kommt es bei Frauen unterhalb von 15 % bereits zu Veränderungen im Stoffwechsel. Diese äußern sich bei Athletinnen u. a. im Ausbleiben der Menstruation und der Verminderung der Knochenmineraldichte (Bale et al. 1996, Punpilai et al. 2005). Ursache sind Veränderungen im Hormonstoffwechsel, die infolge des sinkenden Körperfettanteils auftreten (Frisch 1987, Sinning und Little 1987, Pettersson et al. 1999, Tomten et al. 1998). Neben der Verminderung des Körperfettanteils ist die parallel zur reduzierten Energiezufuhr eintretende abnehmende Mikronährstoffaufnahme ungünstig auf die Knochengesundheit zu werten (Frisch 1987, Bruni et al. 2006).

Die Menstruation setzt wieder ein, sobald der Körperfettanteil ein Mindestmaß überschritten hat. Die Einflüsse auf die Knochengesundheit sind jedoch folgenreicher, da das Risiko an Osteoporose zu erkranken, steigt. Die bei Körpergewichtsreduktionen abnehmende Knochenmineraldichte ist ein bekanntes Problem.

Dem Knochenabbau kann auch während der Körpergewichtsreduktion vorgebeugt werden, wenn die wichtigsten Nährstoffe für den Knochenaufbau bedarfsgerecht zugeführt werden. Dazu gehören Kalzium, Vitamin D, Vitamin K und Folsäure. Auch Inulin und Fluorid begünstigen die Knochenstabilität. Nach Riedt et al. (2007), Wagner et al. (2007) und Thorpe et al. (2008) beugt

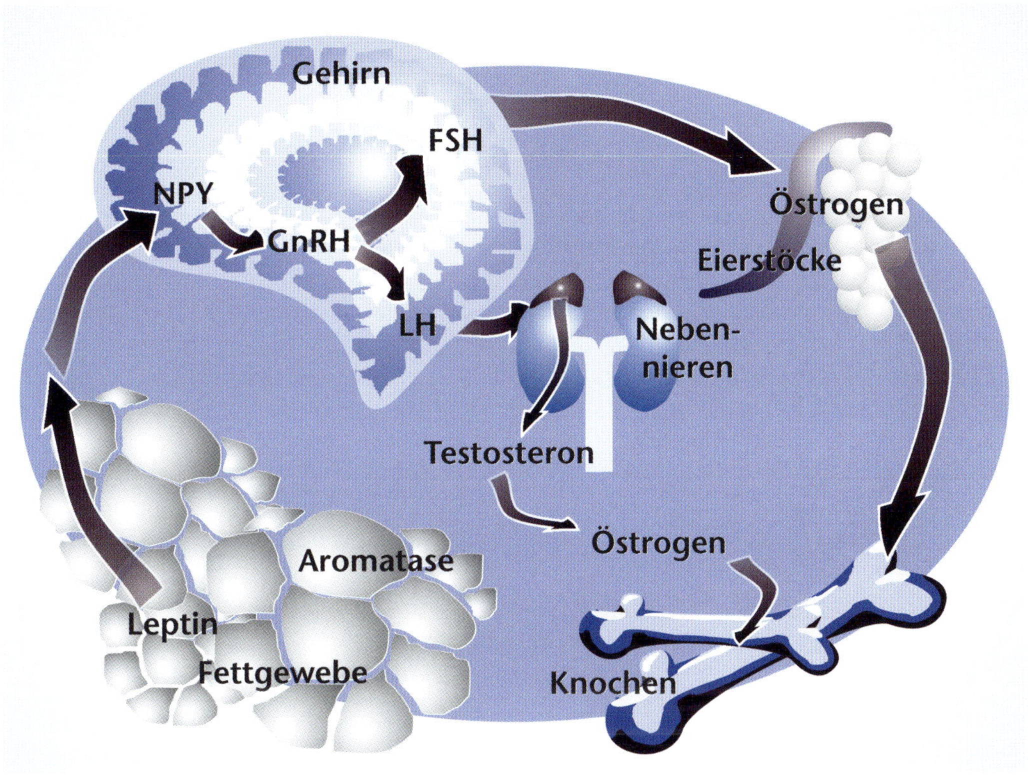

Abb. 22: Fettgewebe und Knochenmineraldichte. Im Fettgewebe wird das Hormon Leptin gebildet. Im Gehirn stimuliert Leptin über das Neuropeptid Y (NPY) und das Gonadotropin Releasing Hormon (GnRH) die Ausschüttung des follikelstimulierenden Hormons (FSH) und des luteinisierenden Hormons (LH). FSH begünstigt die Östrogenbildung in den Eierstöcken. Östrogen ist dann verantwortlich für den Knochenaufbau und greift auch in den Menstruationszyklus ein. LH aktiviert die Testosteronbildung in den Nebennieren. Das Testosteron wird anschließend durch das im Fettgewebe gebildete Enzym Aromatase zu Östrogen umgebaut. Bei hypokalorischer Ernährung wird Fettgewebe abgebaut sowie die Leptin- und Aromatase-Ausschüttung vermindert. Die daraus resultierende verminderte Östrogenbildung wirkt sich negativ auf die Knochenmineraldichte und die Menstruation aus (Arena et al. 1995, Tomten et al. 1998, Crepaldi et al. 2007, Zofkova 2008, Gao und Horvath, 2008).

kalziumreiche bzw. protein- und kalziumreiche Ernährung dem Knochenabbau bei der Gewichtsreduktion vor.

Mit steigender Energie- und Nährstoffaufnahme, sowie zunehmendem Körperfettansatz nimmt auch die Knochenmineraldichte wieder zu. Allerdings erreicht die Knochenmineraldichte zwischen dem 30. und 35. Lebensjahr ihren Maximalwert. In den nachfolgenden Jahren überwiegen dann die Knochen abbauenden Stoffwechselreaktionen.

Daraus lässt sich ableiten, dass es unerlässlich ist, auf die bedarfsgerechte Zufuhr an Mikronährstoffen zu achten und eine dauerhafte Verminderung des Körperfettanteils auf unter 15 % bei Frauen zu verhindern.

3.3 Das Schlafbedürfnis sinkt

Das Schlafbedürfnis kann bei der Umstellung auf die kohlenhydratreduzierte Ernährung infolge der Energie-, Gewichts- und Kohlenhydratreduktion vermindert sein.
Afaghi et al. (2007) konnten zeigen, dass die Zeit vom Hinlegen bis zum Einschlafen bereits durch den glykämischen Index der Kohlenhydratquelle beeinflusst wird. Bei einem hohen GI kam es zu einem besonders starken Anstieg der Aminosäure Tryptophan im Blutplasma. In das Gehirn transportiert, wird aus Tryptophan das Glückshormon Serotonin gebildet, welches ruhig und müde macht sowie das Einschlafen begünstigt.
Bei kohlenhydratarmer, ketogener Ernährung verändern sich Gesamtschlafdauer und das REM-Schlaf-Stadium. So reduzierte sich nach Afaghi et al. (2008) das Verhältnis der Dauer von REM-Stadium – dem „Traumschlaf" – zur Gesamtschlafzeit signifikant, wenn sich die Probanden streng kohlenhydratarm ernährten. Des Weiteren beobachteten die Wissenschaftler die Verlängerung der Tiefschlafphase 4. Umgekehrt verkürzte sich die Dauer der Tiefschlafphase 4, wenn von einer Mischkost auf kohlenhydratbetonte, fettarme Ernährung umgestellt wurde (Phillips et al. 1975).
Bei adipösen Patienten können exzessive Tiefschlafphasen und verkürzte REM-Schlaf-Phasen beobachtet werden. Erfolgte Körpergewichtsreduktionen mittels streng kohlenhydratarmer, ketogener Ernährung bedingten eine Normalisierung der Dauer der Schlafphasen, die als Verbesserung der Schlafqualität gewertet wurde (Willi et al. 1998).
Die Reduktion der Energiezufuhr korreliert zum einen mit abnehmendem Körpergewicht, zum anderen mit vermindertem Schlafbedürfnis. Dieser Effekt konnte im Tierversuch (Guan et al. 2008) und im Humanversuch (Littman et al. 2007) gezeigt werden.

3.4 Blutwertveränderungen: Hämatokrit und Hämoglobin

Mit der Umstellung auf kohlenhydratarme Ernährung wird Glykogen abgebaut sowie das gebundene Wasser freigesetzt und ausgespült. Zudem begünstigt der niedrige Insulinspiegel die verstärkte Natriumausscheidung über die Nieren. Die Reduktion des Verzehrs von Backwaren, die oftmals sehr natriumreich sind, bedingt auch die Verminderung der Natriumzufuhr. Folge dieser Prozesse ist die Verminderung des Körperwasseranteils und des Blutvolumens. Werden in dieser Phase die Retikulozyten-, Hämoglobin- und Hämatokritwerte bestimmt, können diese deutlich erhöht sein. Umgekehrt können die benannten Werte deutlich absinken, wenn die kohlenhydratbetonte Ernährungsphase praktiziert wird. Es wird verstärkt Natrium aufgenommen, ein höherer Insulinspiegel provoziert und weniger Natrium ausgespült. Der Wasseranteil im Blut steigt und somit sinkt der prozentuale Anteil fester Bestandteile des Blutes.
Einzelne oder mehrere dieser Prozesse beschrieben Rabast et al. (1981), Vierhapper (1985), Affarah et al. (1986) sowie van Berge-Landry und James (2004).

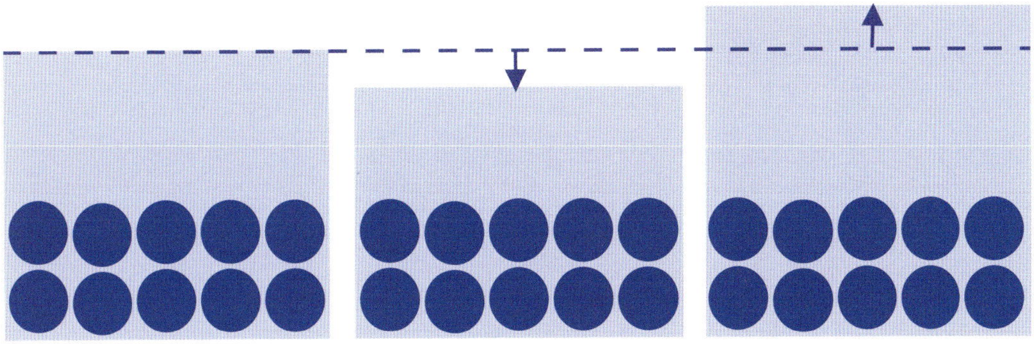

Abb. 23: Ernährung und Blutvolumen. Trotz gleichbleibender Absolutmengen fester Blutbestandteile ändert sich deren prozentualer Anteil, wenn sich das Gesamtvolumen aufgrund Wasseranteilsverschiebungen verändert.

3.5 Blutwertveränderungen: Laktat

Bei kohlenhydratarmer Ernährung kommt es zur Verarmung der Körperkohlenhydratspeicher. Damit sinkt auch der Ausgangstoff (Glukose) für die Bildung von Milchsäure bzw. Laktat. Wird in dieser Phase ein Laktattest durchgeführt, wird neben einer verminderten Leistungsfähigkeit auch ein geringer Laktatspiegel zu messen sein. Umgekehrt steht nach der zweitägigen Kohlenhydratladephase überdurchschnittlich viel Glukose als Energiequelle zur Verfügung. Ein Laktattest wird hier einen deutlich erhöhten Laktatwert ergeben.

3.6 Ist die Insulinresistenz infolge kohlenhydratarmer Ernährung gefährlich?

Wenn die Muskelzellen weniger stark auf das Hormon Insulin ansprechen, spricht man von einer Insulinresistenz. Insulinresistenz tritt häufig als Vorstufe von Diabetes mellitus Typ 2 auf. Dieses Problem tritt bei Inaktivität und überkalorischer Ernährung auf. Messbar wird die Insulinresistenz am erhöhten Blutzuckerspiegel im Nüchternzustand.

Eine Insulinresistenz kann – unabhängig von der Ernährung – bei fast allen Ausdauerathleten beobachtet werden, wenn die Kohlenhydratvorräte verbraucht sind. Ursache der Insulinresistenz bei kohlenhydratarmer Ernährung ist die Mobilisierung der Fettsäuren, die dann vorübergehend den Mechanismus der Glukoseaufnahme in die Muskelzelle hemmen. Diese Hemmung macht Sinn: Glukose, die in dieser Situation nur noch begrenzt verfügbar ist, wird an der Muskelzelle vorbeigeleitet und steht der Versorgung der roten Blutzellen und des Gehirns zur Verfügung.

Die Glukoseaufnahme der Muskulatur Trainierter ist bei kohlenhydratarmer Ernährung genauso hoch wie bei kohlenhydratbetonter Mischkost (Cutler et al. 1995). Sobald Kohlenhydrate zugeführt werden (nach dem Training oder nach einer

Phase kohlenhydratarmer Ernährung), wird die Insulinresistenz der Muskulatur bei gesteigerter Insulinsensitivität aufgehoben (Cutler et al. 1995, Bell et al. 2000). Siehe dazu auch Kapitel „Verbesserter Glukosetransport" (s. S. 22)!

Wie bereits beschrieben, erhöht Ausdauersport die Muskelfettspeicher. Die dazu notwendigen Fettsäuren stammen im Wesentlichen aus dem Blut. Das hat zur Folge, dass der Fettsäurespiegel sinkt und die fettsäurebedingte Insulinresistenz vermindert wird (Schenk und Horowitz 2007).

Nach Hanock et al. (2008) verursacht eine fettbetonte Ernährung eine Insulinresistenz trotz Erhöhung der Mitochondriendichte in der Muskulatur. Insulinresistenz muss jedoch nicht grundsätzlich als Hemmfaktor auf die Fettverbrennung gewertet werden.
Zusammenfassend kann festgestellt werden, dass eine Insulinresistenz infolge Sport und/oder kohlenhydratarmer Ernährung nicht gleichzusetzen ist mit einer Insulinresistenz, die zu Diabetes mellitus führt.

3.7 Gesundheit und Kohlenhydratladephase

Die gesundheitlichen Auswirkungen eines phasenhaften Wechsels zwischen kohlenhydratbetonter und kohlenhydratreduzierter Ernährung sind bis dato noch nicht geklärt. Einige Aspekte werden anschließend diskutiert.

Es treten Magen-Darm-Probleme mit Beginn der kohlenhydratreichen Phase auf
Während der Phase kohlenhydratreduzierter, fettproteinbetonter Ernährung kann die Bildung und Freisetzung der an der Kohlenhydratverdauung beteiligten Enzyme im Säugetierorganismus vermindert werden (Gidez 1973, Houghton et al. 1983, Justice et al. 1989, Lee et al. 2006). Dieser Prozess kann als Stoffwechselökonomisierung gewertet werden, da der Körper die Enzymbildung an den mit der Nahrung mitgelieferten Makronährstoffen ausrichtet (Corring und Chayvialle 1987, Flores et al. 1988, Dubick et al. 1988).
Die verminderte Enzymfreisetzung betrifft nicht nur Bauchspeicheldrüsenenzyme, die im Magen-Darm-Trakt wirken, sondern auch die am Kohlenhydratstoffwechsel beteiligten Leber- und Muskelenzyme. Dabei bedarf es im Anschluss an langzeitig durchgeführte ketogene Diäten bis zu fünf Stunden gemessen vom Beginn der oralen Kohlenhydratzufuhr an, bis die Leberenzyme die normale Aktivität, die bei einer Mischkost auftritt, erreichen. Enzyme, die am Glukoseabbau beteiligt sind, sollen sogar 24 bis 48 Stunden bis zum Erreichen des optimalen Aktivitätsniveaus benötigen (Randle et al. 1994, Randle 1995), was jedoch den Aufbau der Muskelglykogenspeicher begünstigt (Cutler 1995).
Die Umstellung von kohlenhydratreduzierter zu kohlenhydratreicher Ernährung verläuft in der Praxis oftmals schlagartig. Zudem werden dabei große Mengen Kohlenhydrate verzehrt.
Die zum Abbau der Kohlenhydrate benötigten Enzymmengen können jedoch nicht schlagartig anforderungsgerecht bereitgestellt werden. Bis

die Enzymaktivitäten hochgefahren sind, vergehen einige Stunden. Unverdaute Kohlenhydrate gelangen daher zunächst in den Dickdarm und werden von der Darmflora abgebaut. Dabei entstehen u. a. Methan und Kohlendioxid, welche zu Blähungen führen können. Ballaststoffhaltige Kohlenhydratquellen machen sich diesbezüglich noch unangenehmer bemerkbar.
Gegenmaßnahmen für diese Beschwerden sind:

- Trinken von Fenchel- und Kümmeltee zur „Beruhigung" der Darmflora
- kohlenhydratbetonte Ernährungsphase mit dem Verzehr ballaststoffarmer Kohlenhydratquellen (Weißmehlprodukte) beginnen
- Kohlenhydratzufuhr über den Tag allmählich steigern; mit kleineren Mengen beginnen

Überschneidung von Insulinresistenz und betonter Kohlenhydratzufuhr

Die Thematik wird auch in Kap. 3.6 „Ist die Insulinresistenz infolge kohlenhydratreduzierter Ernährung gefährlich?" (s. S. 49) diskutiert.
Während körperlicher Belastung mit einhergehender Kohlenhydratverarmung oder kohlenhydratarmer Ernährung kommt es zur Insulinresistenz infolge der Fettsäuremobilisierung. Allerdings wird diese Insulinresistenz aufgehoben, sobald Kohlenhydrate (in körperlicher Ruhe) zugeführt werden. Das freigesetzte Insulin hemmt die Fettmobilisierung und lagert bereits freigesetzte Fettsäuren wieder im Fettspeicher ein. Die Insulinsensitivität der Muskulatur ist nach Aufhebung dieser Insulinresistenz sogar erhöht, da die nun kohlenhydratverarmten Zellen geradezu nach Glukose „lechzen".
Eventuelle Abweichungen im Kohlenhydratstoffwechsel sind in dieser Situation weniger die Folgen der vorübergehenden Insulinresistenz. Vielmehr dürften die im vorangegangenen Kapitel beschriebenen Enzymaktivitäten von Bedeutung sein.

Leberwerte

Bei inaktiven Personen mit zu hoher Energiezufuhr treten ungünstige Veränderungen der Leberwerte auf. Vor allem bei überhöhter Kohlenhydratzufuhr können die Werte spezifischer Leberenzyme erhöht sein, welche in der Diagnostik als Referenzwerte für Lebererkrankungen herangezogen werden. Mit der Umstellung auf kohlenhydratreduzierte Ernährung sinken diese Enzymwerte deutlich ab, was als Verminderung evtl. auftretender pathogener Prozesse in der Leber gewertet wird (Tendler et al. 2007, Ryan et al. 2007).
Auch eine Kohlenhydratladephase im Anschluss an eine Phase kohlenhydratarmer Ernährung könnte als enorme Belastung des Organismus mit Kohlenhydraten gewertet werden, die mit dem Anstieg spezifischer Leberwerte einhergeht. Untersuchungen diesbezüglich liegen nicht vor. Jedoch wurden die erhöhten Leberwerte infolge Kohlenhydratzufuhr bei körperlich inaktiven Personen mit angehender oder bereits bestehender Leberverfettung im Rahmen des metabolischen Syndroms gemessen (Vozarova et al. 2002, Valtuena et al. 2006, Jenkins et al. 2006, Oh et al. 2006, Wallace et al. 2007, Le und Bortolotti, 2008). Bei trainierten Ausdauerathleten dienen die Kohlenhydrate der Energiegewinnung und dem Wiederaufbau der Muskelglykogenspeicher. Kohlenhydratüberschüsse, welche der Fettbildung dienen könnten bzw. sogar zur Leberverfettung beitragen könnten, sind bei Trainierten nicht zu erwarten.

3.8 Muskelkrämpfe treten mit der Kohlenhydratreduktion auf

Muskelkrämpfe sind häufig die Folge von Störungen im Flüssigkeitshaushalt sowie im Natrium-, Magnesium-, Kalium- und Kalziumhaushalt.
Krämpfe, die nach Magnesiumgaben weiterhin auftreten, weisen eher auf ein Defizit anderer Mineralstoffe hin. Vor allem die Kalium- und Natriumzufuhr sollte kontrolliert werden.
Der bedarfdeckende Verzehr alternativer natrium- und kaliumreicher Lebensmittel kann Abhilfe schaffen.

Natrium

Kohlenhydratreiche Lebensmittel, vor allem Backwaren, sind oftmals natriumreich. Mit Einschränkung der Zufuhr kohlenhydratreicher Lebensmittel kann es zur verminderten Zufuhr von Natrium und somit zu Krämpfen kommen. Natriumreiche Lebensmittel bei kohlenhydratreduzierter Ernährung sind Fleisch- und Fischwaren. Allerdings ist übermäßiger Verzehr von gesalzenen und gepökelten Fleisch- und Fischwaren aufgrund des möglichen Magen-Darm-Krebs-Risikos nicht angebracht. Natriumbedingte Krämpfe treten weniger in Ruhe, dafür eher während der Belastung auf. Daher ist es sinnvoll, Kochsalz in das Trinkwasser zu geben, das während des Trainings konsumiert wird.

Kalium

Kohlenhydrate, die in den Muskeln gespeichert werden, binden Kalium und erhöhen somit den Kaliumspiegel in der Zelle. Bei kohlenhydratreduzierter Ernährung verringert sich der Kohlenhydratgehalt der Muskelzelle und somit auch der Kaliumspiegel.
Zu den kaliumreichen Lebensmitteln, die auch in der kohlenhydratreduzierten Ernährungsphase verzehrt werden dürfen, gehören Fleisch, Fisch, Pilze, Gemüse, Hülsenfrüchte und verschiedene Obstsorten.

3.9 Können auch Vegetarier eine kohlenhydratreduzierte Ernährung praktizieren?

Kohlenhydratreduzierte und fettproteinbetonte Kost wird oft in einem Atemzug mit fleischreicher Ernährung genannt. Allerdings können auch Vegetarier von dieser Ernährungsform profitieren. Es ist nicht zwingend notwendig, Fleisch zu verzehren.
Ovo-lakto-Vegetarier können über folgende Lebensmittel Fett und Protein aufnehmen:

Fettquellen	Proteinquellen
• Pflanzenöle • Oliven • Nüsse, Samen, Kerne • Eigelb • Butter/-schmalz • vollfette Milchprodukte	• Eier • Milch/-produkte • Nüsse, Samen, Kerne • Tofu u. a. Sojaprodukte • Erbsen, Bohnen, Linsen • (Pilze)

Tab. 10: kohlenhydratreduzierte, fettproteinbetonte Ernährung ohne Fleisch

Zu den in Tab. 10 genannten Nahrungsmitteln kommen täglich zwei Portionen Obst und drei Portionen Gemüse unterschiedlicher Farbe sowie ca. zwei Liter Flüssigkeit in Form von Mineralwasser oder Tee hinzu.

3.10 Wie stark muss die Kohlenhydratreduktion sein?

Fest steht: Je deutlicher die Verminderung der Kohlenhydratzufuhr, desto ausgeprägter der Anteil der Fettverbrennung an der Gesamtenergiebereitstellung. Allerdings soll diese Feststellung nicht dazu dienen, von heute auf morgen extreme Umstellungen im Ernährungsverhalten vorzunehmen. Die Reduktion der Kohlenhydratzufuhr kann Schritt für Schritt erfolgen: Die Kohlenhydrataufnahme sollte über Tage und Wochen allmählich vermindert werden. Dieses Vorgehen ist physisch und psychisch leichter zu verkraften, da der Organismus ausreichend Zeit zur Gewöhnung erhält. Und selbst dann, wenn die Gewöhnung an kohlenhydratreduzierte Ernährung erfolgt ist, sollte auf Kohlenhydratzufuhr nicht vollständig verzichtet werden: Obst, Hülsenfrüchte, Gemüse, Salat, Nüsse und Milch enthalten zwar Kohlenhydrate, dürfen wegen ihres günstigen Einflusses auf die Gesundheit jedoch nicht in der Ernährung fehlen. Trotz Verzehr dieser Lebensmittel in offiziell empfohlenen Mengen vermindert sich die Zufuhr von Kohlenhydratenergie durch Weglassen von Zucker, Getreideprodukten, Kartoffeln und Reis von ca. 55 % auf ca. 30 %. Abwechslungsreiche Ernährung zur Deckung des Nährstoffbedarfs bleibt somit gewährleistet und die Anwendung des Prinzhausen-Prinzips ist trotzdem möglich.

Laut Untersuchungen ist der Anteil des Kohlenhydratabbaus an der Gesamtenergiebereitstellung bei Männern größer als bei Frauen. Männer verbrennen mehr Kohlenhydrate und weniger Fett als Frauen, wenn eine bestimmte Belastung absolviert wird. Das Potenzial Fett zu verbrennen, scheint demnach bei Frauen größer als bei Männern (Volek et al. 2006). Daraus könnte man ableiten, dass Männer die Kohlenhydratzufuhr etwas stärker reduzieren sollten, um günstige Effekte auf den Fettstoffwechsel zu bewirken. Konkrete Werte werden in der wissenschaftlichen Literatur nicht angegeben.

Die Durchführung ketogener, d. h. kohlenhydratfreier Ernährung ist beim Prinzhausen-Prinzip nicht notwendig.

3.11 Macht kohlenhydratreduzierte, fettproteinbetonte Ernährung krank?

Kohlenhydratreduzierte, fettproteinbetonte Ernährung wird seit mehr als 50 Jahren als gesundheitlich unzuträglich kritisiert und sollte daher nach Ansicht führender Gesundheitsgesellschaften gemieden werden. Entgegen der offiziellen Empfehlungen wird kohlenhydratreduzierte Ernährung bei der Durchführung des Prinzhausen-Prinzips aber gezielt eingesetzt. Daher wird im Nachfolgenden darauf eingegangen, was diese Ernährungsstrategie für die Gesundheit des Menschen bedeuten kann.

Chronische Zivilisationserkrankungen

Neben körperlicher Inaktivität wurde fettproteinbetonte Ernährung jahrzehntelang als Ursache für Übergewicht, Diabetes mellitus Typ 2, Arteriosklerose, Herzinfarkt, Hirnschlag und Krebs gewertet. Die Auswertung aktueller Studien zeigt jedoch, dass kohlenhydratbetonte Kost bei Inaktivität nicht unwesentlich an der Entstehung der benannten Zivilisationserkrankungen beteiligt sein kann. Hingegen kann eine fettproteinbetonte, kohlenhydratreduzierte Kost zunehmend erfolgreich in der Therapie chronischer Stoffwechselerkrankungen eingesetzt werden.

Die Diskussion um kohlenhydratbetonte versus kohlenhydratreduzierte Ernährung kann wie folgt zusammengefasst werden:

- Kohlenhydratbetonte, fettarme Ernährung beugt (in Beobachtungszeiträumen von 8–20 Jahren) weder Diabetes, Tumorerkrankungen oder Herz-Kreislauf-Erkrankungen vor.
- Kohlenhydratreiche Ernährung (und inaktiver Lebensstil) begünstigen die Entstehung von Diabetes mellitus Typ 2, Herz-Kreislauf-Erkrankungen und einigen Tumorerkrankungen.
- Kohlenhydratreduzierte Ernährung verbessert das Stoffwechselgeschehen bei Patienten mit Diabetes mellitus Typ 2 und bei Patienten mit metabolischem Syndrom (Übergewicht, Insulinresistenz, Bluthochdruck, Fettstoffwechselstörungen).

- Kohlenhydratreduzierte Ernährung eignet sich ebenso gut zur Körpergewichtsreduktion wie eine fettarme, kohlenhydratbetonte Ernährung.
- Die Kohlenhydratreduktion bei gleichzeitiger Erhöhung der Fettzufuhr hemmt Stoffwechselprozesse, welche an der Entstehung von Herz-Kreislauf-Erkrankungen beteiligt sind.
- Die vorteilhaften Wirkungen einer kohlenhydratreduzierten Kost auf das Stoffwechselgeschehen treten unabhängig von der Reduktion des Körpergewichtes auf.
- Kohlenhydratreduzierte Ernährung vermindert das Risiko der Entstehung chronisch-inflammatorischer Stoffwechselerkrankungen.
- Kohlenhydratreduzierte Ernährung begünstigt deutlichere Gewichtsverluste sowie Verbesserungen der Blutfettwerte und des Blutdrucks bei Übergewichtigen und Adipösen verglichen mit fettarmer und kohlenhydratbetonter Ernährung.
- Kohlenhydratarme Ernährung wird von den Anwendern länger und besser durchgehalten als fettarme Ernährung.

(Garg 1998, Opperman et al. 2004, He et al. 2007, Accuro et al. 2008, Barcley et al. 2008, Halton et al. 2008, Howlett und Ashwell 2008, Kirk et al. 2008, Livesey et al. 2008, Nielsen und Joensson 2008, Westman und Vernon 2008, Tinker et al. 2008).

Aufgrund dieser Effekte hat die Amerikanische Diabetesgesellschaft kohlenhydratreduzierte Ernährung als Therapiemaßnahme zur Gewichtsreduktion bei Diabetes mellitus Typ 2 in den Maßnahmenkatalog aufgenommen (ADA 2008).

Die Auswahl von Kohlenhydratquellen mit niedrigem glykämischen Index scheint zudem auch beim Schwangerschaftsdiabetes vorteilhaft zu sein (Tieu et al. 2008).

Das Auffüllen der Muskelfettspeicher beschreiben St-Onge et al. (2007) selbst bei nicht aktiven Personen mit leicht erhöhtem LDL- und Nüchternglukosespiegel als unproblematisch. In ihren Untersuchungen war dadurch keine Zunahme des Taillenumfangs oder des Körperfettanteils nachweisbar.

Interessante Hinweise aus der Forschung gibt es auch bezüglich kohlenhydratreicher Ernährung und der Entstehung von Tumorerkrankungen. Insbesondere aggressive, Metastasen bildende Tumoren scheinen ihr extrem schnelles Wachstum kohlenhydratreicher Ernährung zu verdanken.

Effekte auf die Gesundheit des Athleten

Speziell zum Thema Gesundheit und fettproteinbetonte Kost bei Athleten liegen nur begrenzt wissenschaftliche Untersuchungen vor.

- Nach Lambert et al. (2001) führte fettbetonte Ernährung (>65 kcal%) innerhalb von zehn Tagen weder zu ungünstiger Verschiebung der Blutfettwerte noch zur Steigerung des Körperfettanteils bei Ausdauersportlern.
- Die während körperlicher Belastung stimulierte Stresshormonfreisetzung (Kortisol) lag unter fettbetonter Kost (40 kcal%) bei trainierten Läufern und Läuferinnen nicht höher als unter fettarmer Ernährung (Venkatraman et al. 2001). Zudem ist zu berücksichtigen, dass die Kortisolfreisetzung eine hormonelle Aktivität darstellt, welche der Aufrechterhaltung der sportlichen Leistungsfähigkeit dient (Langfort et al. 1994).
- Garcia-Roves et al. (2000) konnten trotz fettreicher Ernährung (40 kcal%) keine ungünstigen Veränderungen der Blutfettwerte bei Elitesportlern feststellen.
- Das Risiko, sportbedingte Verletzungen zu erleiden, kann nach Gerlach et al. (2008) durch den Fettverzehr beeinflusst werden. Demnach steigt das Verletzungsrisiko, wenn der Fettanteil in der Nahrung von Läuferinnen sinkt. Diese Korrelation konnte unabhängig von der Energiezufuhr ermittelt werden. Ursachen dafür könnten frühzeitige Erschöpfung infolge unzureichender Anpassung des Fettstoffwechsels durch zu hohe Kohlenhydratzufuhr und der entzündungsbeeinflussende Effekt der mehrfach ungesättigten Fettsäuren sein.

Immunsystem

Während körperlicher Belastung kommt es auch zur Belastung des Immunsystems. Je anstrengender das Trainingsprogramm ist, desto größer ist die Herausforderung für das Immunsystem. Unter anderem deswegen neigen Leistungssportler zu erhöhter Krankheitsanfälligkeit.

Die Belastungen des Immunsystems können anhand der Veränderung der Aktivität spezieller Regulator- und Botenstoffe sowie von Immunzellen nachgewiesen werden. Kohlenhydrate, die während des Trainings zugeführt werden, wirken der Veränderung der Aktivität der Regulator- und Botenstoffe entgegen (Gleeson 2006, Cooper et al. 2007). Daraus schließen die Wissenschaftler, dass Kohlenhydrate das Immunsystem während des Sports stabilisieren (Moreira et al. 2006). Daraus wäre auch zu schließen, dass kohlenhydratreduzierte Ernährung im Sport zur Überlastung des Immunsystems beitragen könnte.

Extensive Belastungen stressen das Immunsystem nicht überdurchschnittlich, zumindest soweit der Bedarf an allen lebenswichtigen Nährstoffen gedeckt ist. Die Kohlenhydratzufuhr wird hier nicht weiter gesundheitlich ins Gewicht fallen. Im Falle intensiver Belastung und kohlenhydratarmer Ernährung mag es allerdings durchaus zur Überlastung des Immunsystems kommen. Da beim Prinzhausen-Prinzip gezielt auf die Kohlenhydratzufuhr vor intensiven Belastungen geachtet wird, dürfte die Überlastung des Immunsystems verhindert werden.

Blutfettwerte

Anhand der Blutfettwerte wird u. a. das Risiko von Arteriosklerose und Herzinfarkt beurteilt. Die wichtigsten Parameter sind dabei Gesamtcholesterin, VLDL-Cholesterin, LDL-Cholesterin, HDL-Cholesterin und die Triglyceride. Ungünstig ist es, wenn VLDL, LDL und Triglyceride zu hoch sind und HDL zu niedrig ist. Laut Studien führt kohlenhydratreduzierte Ernährung zu günstigen Veränderungen der Blutfettfraktionen. Seltener kann es trotzdem passieren, dass sich infolge der kohlenhydratreduzierten Ernährung die LDL-Blutfettfraktion erhöht. Das wäre auf den ersten Blick kritisch zu bewerten. Die genaue Betrachtung dieser Beobachtung führt jedoch zu einer anderen Schlussfolgerung:

Mit dem Blut werden sogenannte Lipoproteine von der Leber zu den verschiedensten Organen und Geweben transportiert. Lipoproteine sind Fett-Eiweiß-Kügelchen, die aus Cholesterin, Triglyceriden und verschiedensten anderen fettverwandten Stoffen aufgebaut sind. Zwei Formen dieser Lipoproteine sind das „gute" HDL und das „böse" LDL. Die Erhöhung des LDL-Cholesterinspiegels bedeutet demnach, dass sich der LDL-Anteil im Blut erhöht. Das LDL wird als „böse" bezeichnet, da es sich in den Blutgefäßwänden ansammeln kann, dadurch zur Gefäßverkalkung beiträgt und Herzinfarkte bedingen kann.

Allerdings: Da sich in den LDL-Kügelchen auch Triglyceride befinden, müsste mit dem Anstieg des LDL auch der Triglyceridspiegel ansteigen. Der Triglyceridspiegel bleibt jedoch gleich oder sinkt. Dies weist darauf hin, dass keine Steigerung der Anzahl der LDL-Kügelchen, sondern die Zunahme der Größe der einzelnen LDL-Kügelchen eingetreten ist. Nimmt die Größe der LDL-Kügelchen zu, sinkt deren Fähigkeit, in die Blutgefäßwände einzudringen. Das wiederum bedeutet eine Verminderung der Gefahr, einen Herzinfarkt infolge Gefäßverkalkung zu erleiden.

Bei kohlenhydratbetonter Ernährung sinkt zwar der LDL-Spiegel, allerdings werden dabei aus den großen, weniger gefährlichen LDL-Kügelchen kleine, gesundheitsgefährliche LDL-Kügelchen gebildet (Krauss et al. 2006, McLaughlin et al. 2006). Etwas zynisch könnte daraus abgeleitet werden: Kohlenhydratreiche Kost macht das LDL „böse".

Fazit: Die kohlenhydratreduzierte Ernährung erhöht zwar den LDL-Spiegel, dabei bilden sich aber aus gefährlichen, kleinen LDL-Kügelchen ungefährliche, große LDL-Kügelchen. Das „böse" LDL wird zum Teil „entschärft". Daraus kann abgleitet werden, dass die Bestimmung des LDL-Cholesterinspiegels im Blut nur dann eine Aussage über das Herzinfarktrisiko ermöglicht, wenn die Größe der LDL-Kügelchen mitbestimmt wird.

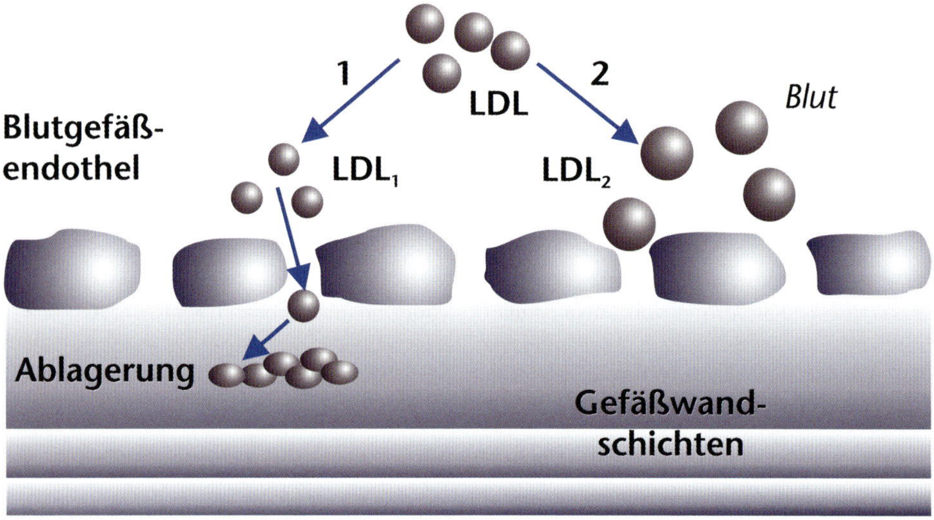

Abb. 24: Ernährung und LDL-Partikelgröße. Bei kohlenhydratbetonter Ernährung (1) sinkt der LDL-Spiegel, weil die Partikelgröße verkleinert wird. Die kleinen LDL_1-Partikel können allerdings leicht zwischen den Endothelzellen der Blutgefäßwände hindurch wandern und Ablagerungen bilden. Bei kohlenhydratreduzierter Ernährung (2) erhöht sich der LDL-Spiegel, weil die Partikelgröße vergrößert wird. Die großen LDL_2-Partikel können allerdings nicht durch die Endothelzellen hindurch gelangen. Das Gefäßverkalkungsrisiko sinkt bei den großen LDL_2-Partikeln.

Entdeckt wurde dieser Zusammenhang bei Typ-2-Diabetikern (Halle et al. 1999, Tan et al. 2001, Wood et al. 2006, Krauss et al. 2006, McLaughlin et al. 2006). Daher sind die Ergebnisse nur schlecht auf die Gegebenheiten bei trainierten Ausdauerathleten zu übertragen.

Der gesamte Prozess wird zur Veranschaulichung in Abb. 24 verdeutlicht.

Nach Larson-Meyer et al. (2008) führte die Reduktion der Nahrungsfettzufuhr auf täglich 10 kcal% zur ungünstigen Verschiebung der Blutfettwerte bei Ausdauertrainierten. Der Studie zufolge stiegen der Nüchtern-Triglyceridspiegel und das Gesamtcholesterin-HDL-Cholesterin-Verhältnis. Fettarme Ernährung im Sport muss somit auch als kritischer Aspekt bezüglich der Entwicklung der Blutfettwerte berücksichtigt werden.

Das Risiko, Herzinfarkte zu erleiden, wird durch verschiedenste Aspekte beeinflusst. Neben ungünstigen Blutfettwerten gehören zu diesen Risikofaktoren z. B. körperliche Inaktivität, geringer Obst- und Gemüseverzehr, Rauchen, Übergewicht und Stress. Daraus ist abzuleiten, dass veränderte Blutfettwerte, egal ob günstig oder ungünstig, keine endgültige Aussage zum Herzinfarktrisiko zulassen.

3.12 Oxidativer Stress und freie Radikale

Bekannt ist, dass mit steigender Oxidationsaktivität in den Mitochondrien zunehmend Sauerstoffradikale (oxidativer Stress) gebildet werden (Dröge 2002), welche im Verdacht stehen, Zellen und Gewebe schädigen zu können. Bei kohlenhydratreduzierter, fett- und proteinbetonter Ernährung steigt die Fettverbrennung, wie gezeigt werden konnte, an. Demnach ist davon auszugehen, dass infolge des erhöhten Fettumsatzes in den Mitochondrien auch verstärkt Sauerstoffradikale gebildet werden. Dieser Radikalanfall dürfte unter körperlicher Belastung weiter ansteigen, da die Fettverbrennung in dieser Situation zusätzlich erhöht ist.

Oxidativer Stress wird häufig anhand zweier Aspekte bestimmt: Zum einen über die Konzentration von Stoffwechselstoffen, die als Folge der chemischen Reaktion mit freien Radikalen gebildet werden. Zum anderen über die Konzentration von Entzündungsmediatoren, die vermutlich durch oxidativen Stress freigesetzt werden.

Eine endgültige Aussage darüber, ob diese freien Radikale zu Schäden führen können oder nicht, ist aktuell nicht möglich. Bekannt ist, dass freie Radikale, die während körperlicher Aktivität gebildet werden, günstigerweise zur Stimulation des körpereigenen Radikal-Abwehrsystems (Redoxsystem) beitragen. Ein Zuviel an Radikalen kann dadurch effektiv bekämpft werden.

Der Blick in die wissenschaftliche Literatur zeigt lediglich begrenzte Informationen zur Thematik kohlenhydratreduzierte, fettbetonte Kost und Radikalbildung.

Im Hinblick auf die Radikalbildung ist fettbetonte Kost bei Überernährung und Bewegungsmangel problematisch zu werten – zudem, wenn parallel dazu übermäßig Stärke und Zucker aufgenommen werden. Im Nagetierversuch kam es dadurch zu Fettgewebezuwachs, zur Verstärkung der Radikalbildung in den Leber- und Fettzellen, zur Verminderung der Radikalabwehr, dem Anstieg radikalbedingter Endothel-, Zellmembran- und DNS-Schäden, Insulinresistenz sowie Störungen der Mitochondrienfunktion (Sena et al. 2008, Thomas-Moya et al. 2008, Hsiao et al. 2008, Matsuzawa-Nagata et al. 2008, Bonnard et al. 2008). Ähnliches kann auch beim Menschen beobachtet werden: Fett-, stärke-, zucker- und Fast-Food-reiche Ernährung bedingt bei Patienten mit metabolischem Syndrom gesteigerten oxidativen Stress sowie die gesteigerte Bildung von radikalbedingten Reaktionsprodukten und Entzündungsmediatoren (Devaraj et al. 2008).

Peairs und Rankin (2008) sowie Rankin und Turpyn (2007) setzten fettbetonte, kohlenhydratreduzierte Ernährung zur Gewichtsreduktion bei Übergewichtigen ein. Verstärkter oxidativer Stress bzw. das verstärkte Auftreten von Stoffwechselsubstanzen, die auf chemische Reaktionen von freien Radikalen hinweisen, konnten dabei nicht beobachtet werden. Demnach stellen ein erhöhter Körperfettanteil, körperliche Inaktivität und ein niedriges Fitnessniveau wichtige Einflussgrößen auf die Radikalbildung dar.

Catala-Nielle et al. (2008) zeigten im Versuch an Ratten, dass fettbetonte Fütterung und körperliche Inaktivität zu verstärktem Fettansatz und verstärkter Fettverbrennung in den Mitochondrien führte. Radikalbedingte Schädigungen von Zellen und Geweben blieben jedoch aus. Als Grund könnte die Beobachtung von Tanaka et al. (2008) angeführt werden. Demnach führt fettbetonte Fütterung gleichzeitig zur Anregung der Bildung körpereigener, radikalabwehrender Stoffe.

Der Mechanismus gesteigerter Radikalbildung bei Übergewicht und Inaktivität ist allerdings nicht derselbe wie bei körperlicher Aktivität. Bei sportlicher Betätigung werden die Radikale überwiegend in den Mitochondrien der Muskelzellen und in bestimmten Immunzellen gebildet. Bei Übergewicht und Inaktivität hingegen erfolgt die Radikalbildung verstärkt in den Blutgefäßzellen.

Im Hinblick auf die Sporternährung ist allerdings entscheidend, was beim Sportler passiert. Auch zu diesem Punkt ist die verfügbare wissenschaftliche Literatur begrenzt:

Greathouse et al. (2005) konnten bei Ratten zeigen, dass die Radikalbildung unter Ausdauerbelastung und kohlenhydratreduzierter, fettbetonter Fütterung das Radikalabwehrvermögen des Organismus übersteigt. Anders bei Venkatraman et al. (2001): Im Vergleich zu fettarmer Ernährung konnte keine erhöhte belastungs- bzw. radikalbedingte Zellmembranschädigung nachgewiesen werden. Die Lipidperoxidation war bei trainierten Läufern und Läuferinnen unter fettbetonter Kost (40 kcal%) nicht erhöht.

Neben der körpereigenen Radikalabwehr gibt es auch Inhaltsstoffe in Lebensmitteln, die an der Abwehr der Radikale beteiligt sind. Bezeichnet werden diese Stoffe als Antioxidanzien. Antioxidanzien können freie Radikale, die bei fettbetonter Ernährung und infolge von Sport gebildet werden, inaktivieren. Das konnte im Tierversuch (Menendez-Carreno et al. 2008) und im Humanversuch an Sportlern gezeigt werden (Sacheck et al. 2000). Daher empfiehlt es sich, der Kampagne „Fünf am Tag" zu folgen, d. h. zwei Portionen Obst und drei Portionen Gemüse täglich zu verzehren. Obst und Gemüse sind die wichtigsten Lieferanten für Antioxidanzien.

Gewarnt sei allerdings vor der regelmäßigen Ergänzung der Nahrung mit isolierten, hoch dosierten Antioxidanzien. Diese Präparate können auch Radikale bekämpfen, die von Immunzellen gezielt zur Bekämpfung von kranken Zellen, Krebszellen und Bakterien gebildet werden. Bei Obst und Gemüse konnten solche Probleme nicht beobachtet werden.

Den Abschluss dieses Kapitels soll die Studie von Schulz et al. (2007) bilden. In dieser Studie wurde bei Fadenwürmern der Glukoseabbau blockiert, wodurch eine kohlenhydratarme, fettreiche Fütterung simuliert werden konnte. Diese Fadenwürmer wiesen, resultierend aus dem Eingriff, eine deutlich verlängerte Lebenserwartung auf. Als Ursache dafür werden die infolge der nun gesteigerten Fettverbrennung in den Mitochondrien gebildeten Radikale angeführt. Diese Radikale lösten Anpassungsprozesse im Organismus der Würmer aus. Dazu zählten u. a. die erhöhte Aktivität radikalfangender Enzyme und die verstärkte Resistenz gegen oxidativen Stress. Der lebensverlängernde Effekt der simulierten, kohlenhydratarmen Nahrungszufuhr ging verloren, wenn den Fadenwürmern Antioxidanzien gegeben wurde. Der Effekt verminderter Anfälligkeit des Organismus gegenüber oxidativem Stress als Folge stimulierter Radikalbildung in den Mitochondrien wird als „Mitohormese" bezeichnet (Tapia 2006, Schwartz und Sack 2008).

3.13 Schädigt proteinbetonte Kost die Nieren?

In der klassischen Ernährungslehre wird proteinreiche Ernährung mit einem erhöhten Risiko für Nierenschäden in Verbindung gebracht. Kohlenhydratreduzierte, fettproteinbetonte Ernährung müsste demnach das Risiko, Nierenschäden zu erleiden, erhöhen. Auch aus diesem Grund wird proteinbetonte Ernährung von einigen Gesundheitsgesellschaften als gesundheitlich kritisch bewertet. Als Negativbeispiele werden plakativ seltene Fälle von Nierenversagen bei Bodybuildern angeführt, von denen betont hohe Proteinaufnahmen bekannt sind.
Ein Blick in die wissenschaftliche Literatur lässt lediglich eine konkrete Aussage zu: proteinreiche Ernährung verstärkt Nierenschäden, wenn bereits Nierenerkrankungen vorliegen (Martin et al. 2005, Bernstein et al. 2007). Personen mit Nierenproblem müssen daher die Proteinzufuhr begrenzen. Bei gesunden Personen ist eine nierenschädigende Wirkung proteinreicher Ernährung bisher nicht nachgewiesen worden. Es wird zwar beschrieben, dass erhöhte Proteinzufuhr die Aktivität der Nieren, z. B. deren Filterarbeit und das Nierengewebewachstum, verstärkt. Diese Beobachtung jedoch als Nierenschädigung zu bezeichnen, ist nicht nachvollziehbar (Manninen 2007). Auch bei Schwangeren sind vergleichbar erhöhte Nierenaktivitäten nachzuweisen, ohne dass daraus Nierenschäden abzuleiten sind (Conrad 2004, Calderon et al. 2004).
Martin et al. (2005) sehen die erhöhte Nierenaktivität infolge proteinbetonter Kost als physiologisch normale Anpassungsreaktion. Signifikante Hinweise, welche Nierenschäden selbst nach jahrzehntelanger erhöhter Proteinzufuhr erkennen lassen, liegen nicht vor.
Zudem geht aus wissenschaftlichen Studien hervor, dass die Senkung der Proteinzufuhr nicht zur Senkung des Risikos von Nierenerkrankungen beiträgt. Umgekehrt allerdings sollen sich Risiken für Nierenschäden erhöhen, wenn die Proteinzufuhr steigt (Pecoits-Filho 2007). Friedman (2004) zählt eine Reihe von Nierenschäden und anderen Krankheitsrisiken als Folge proteinreicher Ernährung auf, weist jedoch darauf hin, dass diese theoretischer Natur sind.

Unabhängig von den Darstellungen in der Fachliteratur mag es durchaus möglich sein, dass die überhöhte Proteinzufuhr zu Nierenschädigungen beitragen könnte.
Als „proteinreich“ wird bereits die Proteinzufuhr von mehr als 1,5 Gramm pro Kilogramm Körpergewicht und Tag definiert. Was allerdings als „überhöhte“, nierenschädigende Proteinzufuhr zu werten ist, bleibt undefiniert. Eine obere Grenze der Zufuhr wird aktuell nicht festgelegt, da es physiologisch als akzeptabel gilt, bis zu 35 % der täglichen Energie in Form von Protein zuzuführen (FNB 2002).

Bei der Anwendung des Prinzhausen-Prinzips, der LOGI-Ernährung, der Zone-Diet usw. werden ca. eineinhalb bis zwei Gramm Protein pro Kilogramm Körpergewicht am Tag zugeführt. Im Bodybuilding werden fünf Gramm Protein pro Kilogramm Körpergewicht (Too et al, 1998) und mehr aufgenommen. Trotz dieser hohen Proteinzufuhr im Kraftsport sind die Nierenschadensfälle anzahlmäßig verschwindend gering. Nicht zu vergessen, dass die Nieren im Bodybuilding auch anderen Stressfaktoren, wie z. B. Entwässerungstechniken und diuretisch wirksamen Medikamenten, ausgesetzt werden (Hickson et al. 1990, Britschgi und Zünd 1991). Bei Proteinaufnahmen bis zu zwei Gramm pro Kilogramm Körpergewicht am Tag konnten Nierenschäden bei gesunden Sportlern nicht nachgewiesen werden (Lemon 1996, Poortmans und Dellalieux 2000).

Untersuchungen zur Ernährung des Menschen in den Jahrmillionen seiner Entstehung haben gezeigt, dass mit dem Auftreten einer fleischreichen Ernährung die Verbesserung der Gesundheit, die Zunahme der Körpergröße um 33–37 % und die Zunahme des Körpergewichtes um 44–53 % eingetreten sind (Larsen 2003). Die Ernährung der Menschen der Jäger-Sammler-Gesellschaften erfolgte bis zu 40 % durch Protein. Eine 80 kg schwere Person nahm Berechnungen zufolge bis zu 250 g Protein täglich auf (Cordain et al. 2000).

Bei einer proteinreichen Ernährungsweise empfiehlt es sich, deutlich mehr Flüssigkeit zuzuführen als bei einer kohlenhydratbetonten Ernährung. So können die anfallenden Stickstoff-Stoffwechselprodukte über die Nieren ausgespült werden. Dabei sollten pro zusätzlich aufgenommene 6 g Nahrungsstickstoff 250 ml Flüssigkeit mehr zugeführt werden (Calloway und Spector 1954). Bei einem Umrechnungsfaktor von 6,25 ergeben sich aus 6 g Stickstoff ca. 38 g Protein. Als Pauschale kann daraus abgeleitet werden:
Bei einer empfohlenen Grundbedarfszufuhr von 0,8–1 Gramm pro Kilogramm Körpergewicht am Tag sollten täglich zwei Liter Flüssigkeit getrunken werden. Mit jeder Steigerung der Proteinzufuhr um ca. 40 g über den Grundbedarf hinaus sollte auch die Flüssigkeitszufuhr um 250 ml erhöht werden.
Athleten, denen proteinreiche Ernährung nicht sicher erscheint, steigern in der Phase kohlenhydratreduzierter Ernährung nicht die Zufuhr von Protein, sondern den Fettanteil in Form von Raps-, Oliven-, Mandel- und Haselnussöl. Das verhindert zudem ungewollte Gewichtsverluste.

3.14 Verstärkter Harndrang

Häufig berichten Anwender des Prinzhausen-Prinzips von verstärktem Harndrang, speziell beim Wechsel von kohlenhydratbetonter zu kohlenhydratreduzierter Ernährung. Ursache ist der Abbau des Muskelglykogens und die Freisetzung des mit dem Glykogen gespeicherten Wassers.

3.15 Ich muss auch während der fünftägigen kohlenhydratreduzierten Phase intensiv trainieren!

Sollten in der fünftägigen Phase mit Kohlenhydratreduktion intensive Belastungen anstehen, dann hat es sich in der Praxis als günstig erwiesen, 30–40 g Kohlenhydrate unmittelbar vor der Belastung zuzuführen. Die Menge reicht gerade, um intensive Belastungen von 30–60 Minuten abzudecken. Die Hemmung der Fettstoffwechselanpassung kann so zumindest zeitlich auf das Training begrenzt werden.

3.16 Und was machen Fitness- und Gesundheitssportler?

Fitness- und Gesundheitssportlern dient Sport in erster Linie der Gesunderhaltung und der Kontrolle des Körpergewichtes. Leistungsorientiertes Training wird daher kaum oder nicht betrieben. Aus diesem Grund sind spezielle Ernährungsstrategien im Fitnesssport nicht notwendig. Die Ernährung muss weder besonders fett- noch besonders kohlenhydratbetont sein. Im Sinne des Erhaltes der Gesundheit, d. h. zur Vorbeugung chronischer Stoffwechselerkrankungen, ist eher die protein- und ballaststoffbetonte Ernährung zu empfehlen. Eine Übersicht zur geeigneten Lebensmittelauswahl im Fitnesssport zeigt die nachfolgende Tabelle.

Parameter	Lebensmittel
Fett (Zufuhr moderat)	• fetter Meeresfisch (alternativ: Fischölkapseln) • Oliven/-öl • Rapsöl • Leinöl • Nüsse/Nussöle • wenig Distelöl
Protein (Zufuhr betont)	• Fleisch • Geflügel • Fisch • Eier • Milch/-produkte • Tofu • Erbsen, Bohnen, Linsen
Kohlenhydrate	• Erbsen, Bohnen, Linsen • Obst • Vollkornprodukte (jedoch in mäßigen Mengen)
Ballaststoffe	• Gemüse • Obst • Pilze • Nüsse • Leinsaat
Flüssigkeit	• Mineralwasser • Tee
Genussmittel: „gesund und genießen"	• 1 Glas Wein täglich erlaubt (oder adäquate Menge Alkohol) • Kaffee erlaubt • dunkle Schokolade

Tab. 11: Lebensmittelauswahl für Fitness- und Gesundheitssportler

Fitness- und Gesundheitssportler können von dem hier vorgestellten Prinzhausen-Prinzip jedoch auch profitieren. Dies bezieht sich vor allem auf die physiologischen Beschreibungen, in denen der Einfluss der Ernährung auf den Fettstoffwechsel dargestellt wird. Der aufmerksame Leser wird schnell feststellen, dass offizielle Ernährungsempfehlungen nur ungenügend zur Stimulierung des Fettstoffwechsels beitragen. Die in diesem Buch angegebenen Studien zeigen dabei für jeden nachvollziehbar, dass das Prinzhausen-Prinzip auf einem seriösen wissenschaftlichen Fundament beruht.

Das Körpergewicht resultiert aus dem Verhältnis von Energiezufuhr zu Energieumsatz. Somit wäre die Diskussion um den Anteil der Kohlenhydrate, Fette und Proteine an der täglichen Kost bedeutungslos. Viele Studien zeigen jedoch, dass Kohlenhydrate, Fette und Proteine im Einzelnen als auch in verschiedenen Kombinationen zu unterschiedlich starker Veränderung der Energiezufuhr beitragen. Das bedeutet, die physiologischen Eigenschaften der Nährstoffe bestimmen auch die Energiezufuhr. Die unterschiedlichen Nährstoffe haben unterschiedliche Einflüsse auf den Hunger-Sättigungs-Mechanismus, auf die Aktivität der Fettgewebe auf- und -abbauenden Hormone und Enzyme sowie auf die Zufuhr lebenswichtiger Nährstoffe.

Das Fazit für den Fitnesssportler, der im Sinne der Gewichtskontrolle Sport betreibt, kann demnach lauten: Nutze die Eigenschaften der Nährstoffe, um die Energiezufuhr günstig zu beeinflussen!

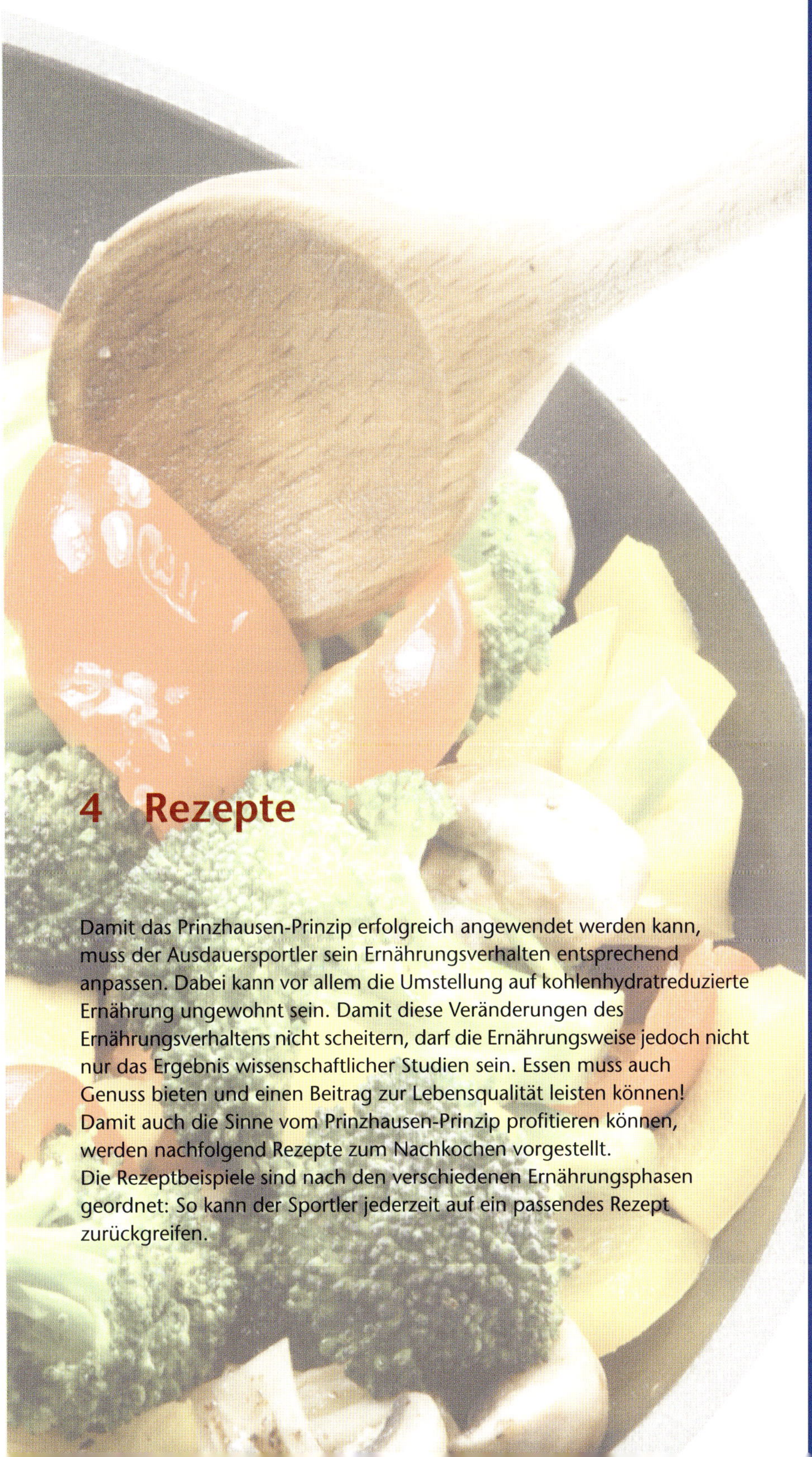

4 Rezepte

Damit das Prinzhausen-Prinzip erfolgreich angewendet werden kann, muss der Ausdauersportler sein Ernährungsverhalten entsprechend anpassen. Dabei kann vor allem die Umstellung auf kohlenhydratreduzierte Ernährung ungewohnt sein. Damit diese Veränderungen des Ernährungsverhaltens nicht scheitern, darf die Ernährungsweise jedoch nicht nur das Ergebnis wissenschaftlicher Studien sein. Essen muss auch Genuss bieten und einen Beitrag zur Lebensqualität leisten können!
Damit auch die Sinne vom Prinzhausen-Prinzip profitieren können, werden nachfolgend Rezepte zum Nachkochen vorgestellt.
Die Rezeptbeispiele sind nach den verschiedenen Ernährungsphasen geordnet: So kann der Sportler jederzeit auf ein passendes Rezept zurückgreifen.

4 Rezepte

Rezepte für Mahlzeiten für die kohlenhydratreduzierte und fettproteinbetonte Ernährung

Rezepte für Mahlzeiten zur Glykogensuperkompensation und für die kohlenhydratbetonte Ernährung

Rezepte für Mahlzeiten zur Maximierung der Muskelglykogen- und Muskelfettspeicher sowie für drei Stunden vor dem Wettkampf

Rezepte für die Mahlzeit eine Stunde nach einem Wettkampf (Regeneration)

Fruchtiger Käsesalat

Zubereitungszeit: 20 min
Portionen: 4

Zutaten

1/2 Ananas
200 g Gouda
2 Stangen Bleichsellerie
1/2 Bund Lauchzwiebel
1 Bund Schnittlauch
200 g Joghurt (1,5 % Fett)
2 EL Salatcreme (25 % Fett)
1 Prise Salz
1 Prise Pfeffer

!

Nährwertangaben pro Portion

Kalorien:	310,22 kcal
Fett:	17,18 g
Kohlenhydrate:	21,35 g
Eiweiß:	15,96 g
Ballaststoffe:	4,17 g

Zubereitung

1. Ananas schälen, in mundgerechte Stücke schneiden, Käse würfeln. Gemüse putzen, Sellerie in Scheiben, Lauchzwiebeln in Ringe, Schnittlauch in Röllchen schneiden. Joghurt, Salatcreme, Salz, Pfeffer und Schnittlauch verrühren.

2. Salatzutaten miteinander vermischen, im Kühlschrank ca. 30 Minuten durchziehen lassen.

Nach Bedarf zur Energieanreicherung Raps- und Olivenöl zugeben!

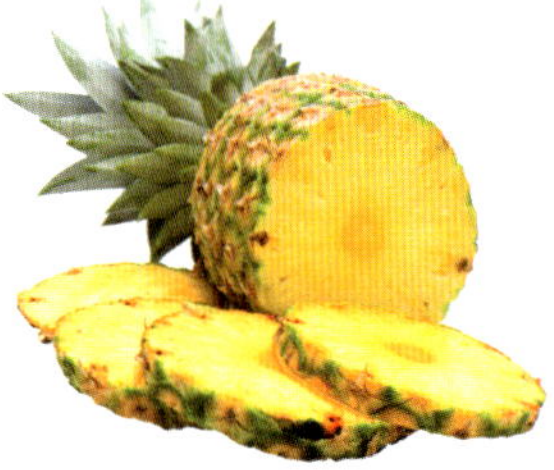

Gegrilltes Schweinesteak mit grünem Spargel

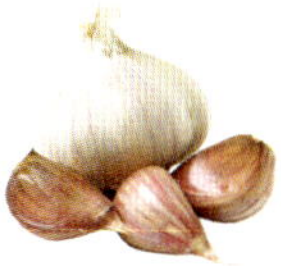

Zubereitungszeit: 70 min
Portionen: 4

Zutaten

1 Knoblauchzehe
1 EL Thymian
3 EL grober Senf
2 EL Honig
4 EL Rapsöl
4 Schweinenackensteaks
2 Bund Spargel
1 Prise Salz
1 Prise Zucker
1 Messerspitze Pfeffer
4 Messerspitzen Butter

Nährwertangaben pro Portion

Kalorien:	475,83 kcal
Fett:	29,16 g
Kohlenhydrate:	14,64 g
Eiweiß:	38,47 g
Ballaststoffe:	4,10 g

Zubereitung

1. Knoblauch schälen und in Scheiben schneiden. Mit Thymian, Senf, Honig und 2 EL Öl in einer Schüssel verrühren. Das Fleisch darin einige Stunden, am besten über Nacht, marinieren.

2. Spargel putzen und in leicht gesalzenem Wasser ca. 3 Minuten vorgaren. Kalt abspülen, abtropfen lassen und mit Küchenpapier abtupfen. Restliches Öl (2 EL) mit Zucker, Salz und Pfeffer würzen und den Spargel darin wenden.

3. Fleisch abtropfen lassen und auf dem Grill von beiden Seiten ca. 4 Minuten braten, salzen und pfeffern. Spargel ca. 6 Minuten grillen, dabei mehrmals wenden. Butterflöckchen darauf schmelzen lassen, mit dem Fleisch anrichten.

Nach Bedarf zur Energieanreicherung Raps- und Olivenöl zugeben!

Gemüse-Garnelen-Topf

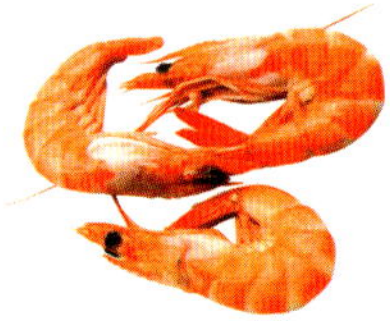

Zubereitungszeit: **30 min**
Portionen: **4**

Zutaten

2 Stangen Bleichsellerie
2 Karotten
150 g grüne Bohnen
1 Zwiebel
1 Knoblauchzehe
1 TL Rapsöl
800 ml Gemüsebrühe
1 Messerspitze Salz
1 Messerspitze Pfeffer
1 Messerspitze Muskatnuss
400 g Garnelen
1 Bund Petersilie

!

Nährwertangaben pro Portion

Kalorien:	196,24 kcal
Fett:	6,25 g
Kohlenhydrate:	10,29 g
Eiweiß:	23,91 g
Ballaststoffe:	6,44 g

Zubereitung

1. Sellerie putzen und in Scheiben schneiden, Karotten schälen und in Stifte schneiden. Bohnen putzen. Zwiebel und Knoblauch schälen und hacken.

2. Zwiebel und Knoblauch im heißen Öl andünsten, Sellerie, Karotten und Bohnen zugeben, kurz mitdünsten, mit Brühe ablöschen, würzen.

3. Garnelen in der Suppe gar ziehen lassen. Petersilie hacken, in die Suppe rühren und servieren.

Nach Bedarf zur Energieanreicherung Raps- und Olivenöl zugeben!

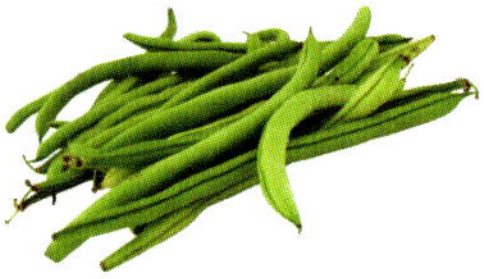

Gemüse-Schafskäse-Spieße in Sesammarinade

Zubereitungszeit: 40 min
Portionen: 4

Zutaten

250 g Kartoffeln
250 g Schafskäse
3 Zwiebeln
150 g Champignons
2 EL Olivenöl
1 Messerspitze Salz
1 Messerspitze Pfeffer
1 EL Sesam
200 g Kirschtomaten

Nährwertangaben pro Portion

Kalorien:	276,53 kcal
Fett:	18,38 g
Kohlenhydrate:	13,41 g
Eiweiß:	14,19 g
Ballaststoffe:	3,33 g

Zubereitung

1. Kleine Kartoffeln mit Schale garen.

2. Kartoffeln schälen. Schafskäse in Würfel schneiden, Zwiebeln schälen und vierteln, Champignons putzen. Öl, Salz, Pfeffer, 2 EL Wasser und Sesam verrühren.

3. Abwechselnd Kartoffeln, Champignons, Zwiebel, Tomaten und Schafskäse auf 12 Spieße stecken und in der Marinade ca. 10 Minuten ziehen lassen.

4. Spieße in einer beschichteten Pfanne rundherum anbraten, würzen.

Nach Bedarf zur Energieanreicherung Raps- und Olivenöl zugeben!

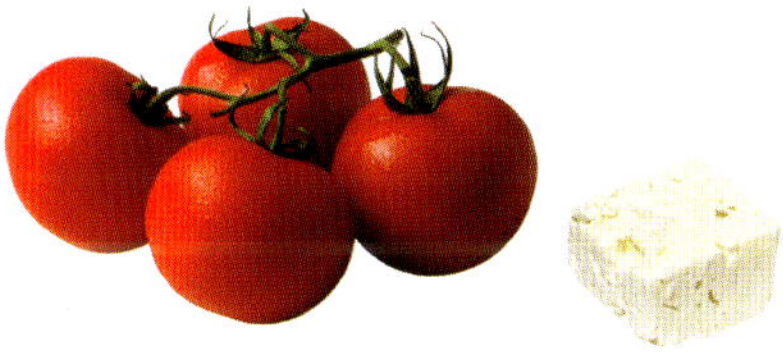

Gemüsestreifen mit Lachs

Zubereitungszeit: 30 min
Portionen: 1

Zutaten

2 Karotten
1 Zucchini
1/2 TL Salz
1/2 Zwiebel
1 TL Olivenöl
100 ml Gemüsebrühe
3 EL Frischkäse-Zubereitung
(10 % Fett i. Tr.)
100 g Lachs
1 Prise Pfeffer
1 Prise Muskatnuss
1 TL Dill

Nährwertangaben pro Portion

Kalorien:	344,73 kcal
Fett:	13,61 g
Kohlenhydrate:	21,04 g
Eiweiß:	32,90 g
Ballaststoffe:	9,86 g

Zubereitung

1. Karotten und Zucchini mit einem Julienne-Schneider oder Sparschäler in feine Streifen schneiden. In Salzwasser ca. 5 Minuten garen, in ein Sieb abgießen und abtropfen lassen.

2. Zwiebelhälfte schälen und hacken. Öl in einer Pfanne erhitzen, Zwiebel darin andünsten, mit Gemüsebrühe ablöschen, Frischkäse einrühren.

3. Lachs in Würfel schneiden und in der Soße 8–10 Minuten garen. Mit Salz, Pfeffer und Muskat würzen. Gemüsestreifen unterheben, mit Dill bestreuen.

Nach Bedarf zur Energieanreicherung Raps- und Olivenöl zugeben!

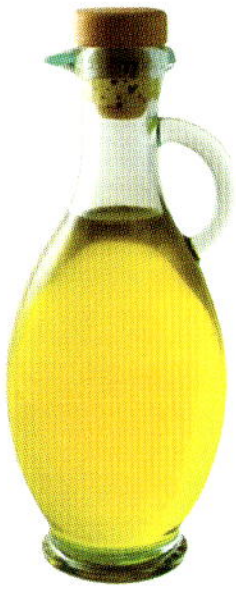

Gulasch mit Schweinefleisch

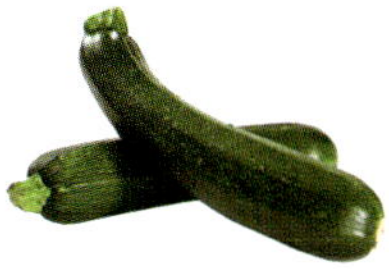

Zubereitungszeit: **70 min**
Portionen: **4**

Zutaten

1 Zwiebel
400 g Schweinegulasch
2 Kartoffeln
2 Paprikaschoten
1 Zucchini
3 EL Mais (Konserve)
1 EL Rapsöl
1 TL Rosmarin
1 TL Majoran
1 Prise Salz
1 Messerspitze Pfeffer
500 ml Gemüsebrühe

Nährwertangaben pro Portion

Kalorien:	289,30 kcal
Fett:	14,12 g
Kohlenhydrate:	15,14 g
Eiweiß:	24,45 g
Ballaststoffe:	6,27 g

Zubereitung

1. Zwiebel schälen und hacken. Schweinefleisch würfeln, Kartoffeln schälen und ebenfalls würfeln. Paprika und Zucchini putzen und in mundgerechte Stücke schneiden. Mais abtropfen lassen.

2. Öl in einem großen Topf erhitzen. Zwiebeln darin andünsten, Fleisch, Kartoffeln, Zucchini und Paprika mitbraten, mit Rosmarin, Majoran, Salz und Pfeffer würzen.

3. Gemüsebrühe angießen, Mais dazugeben. Gulasch ca. 45 Minuten bei kleiner Hitze köcheln lassen, nochmals abschmecken.

Nach Bedarf zur Energieanreicherung Raps- und Olivenöl zugeben!

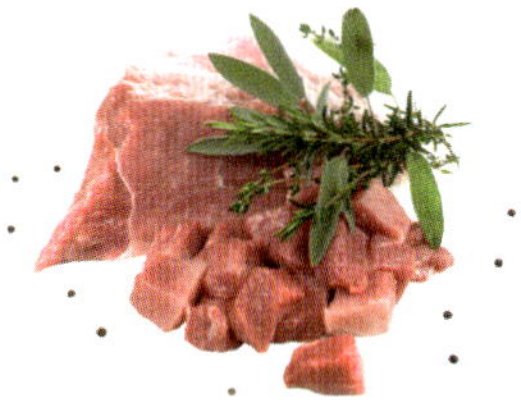

Hackauflauf mit Joghurt

Zubereitungszeit: 60 min
Portionen: 4

Zutaten

1 Dose Kidney-Bohnen (Konserve)
1 Zwiebel
1 Knoblauchzehe
2 Paprikaschoten
3 Kartoffeln
100 g Schafskäse
1 TL Olivenöl
200 g Tatar
1 Messerspitze Salz
1 Messerspitze Pfeffer
200 g Joghurt (1,5 % Fett)
1 Ei
50 g Emmentaler

! Nährwertangaben pro Portion

Kalorien:	351,83 kcal
Fett:	13,91 g
Kohlenhydrate:	25,49 g
Eiweiß:	30,06 g
Ballaststoffe:	10,05 g

Zubereitung

Backofen auf 200 Grad vorheizen. Kidney-Bohnen abtropfen lassen.

1. Zwiebeln und Knoblauch schälen und hacken. Paprika putzen, Kartoffeln schälen, beides würfeln. Schafskäse zerbröseln.

2. Öl in einer Pfanne erhitzen, Zwiebeln, Knoblauch und Tartar darin anbraten, Kartoffeln und Paprika zufügen, ca. 5 Minuten mitbraten, würzen.

3. Gemüse-Hack mit Kidney-Bohnen und Schafskäse in eine Auflaufform geben. Joghurt mit Ei, Salz, Pfeffer und geriebenem Käse verquirlen, über dem Auflauf verteilen. Im vorgeheizten Backofen ca. 30 Minuten backen.

Nach Bedarf zur Energieanreicherung Raps- und Olivenöl zugeben!

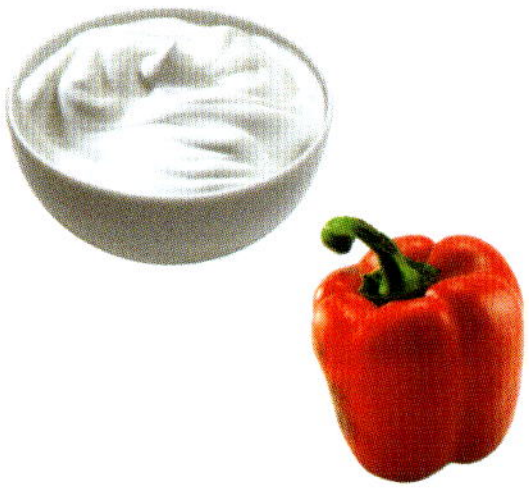

Hackfleisch-Gemüse-Suppe

Zubereitungszeit: 30 min
Portionen: 4

Zutaten

500 g Paprikaschoten
1 Zwiebel
1 Knoblauchzehe
125 g Kartoffeln
1 EL Olivenöl
250 g Rinderhackfleisch
3/4 Liter Gemüsebrühe
1 TL Paprikapulver
1 Messerspitze Salz
1 Messerspitze Pfeffer
3 EL Sahne (10 % Fett)
1 TL frisches Basilikum

Nährwertangaben pro Portion

Kalorien:	261,39 kcal
Fett:	16,00 g
Kohlenhydrate:	12,84 g
Eiweiß:	16,01 g
Ballaststoffe:	6,96 g

Zubereitung

1. Paprika putzen. Zwiebel, Knoblauchzehe und Kartoffeln schälen. Gemüse kleinschneiden, Knoblauch hacken.

2. Öl im Topf erhitzen, Hackfleisch, Gemüse und Knoblauch darin anbraten. Gemüsebrühe zugießen, erhitzen und ca. 15 Minuten köcheln lassen, mit Paprikapulver, Salz und Pfeffer würzen.

3. Suppe vom Herd nehmen, Sahne einrühren, mit Basilikum bestreuen.

Nach Bedarf zur Energieanreicherung Raps- und Olivenöl zugeben!

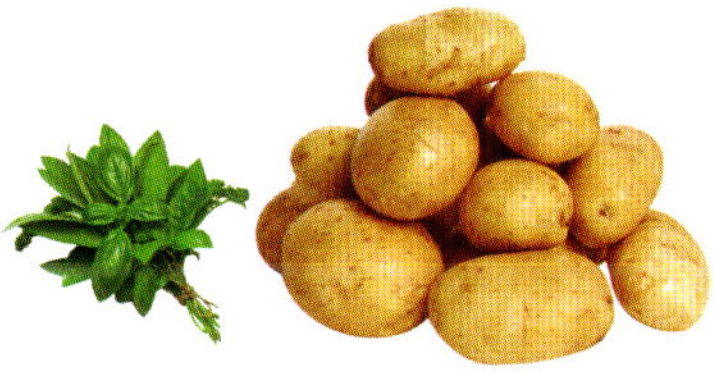

Kräuter-Nuss-Tofu

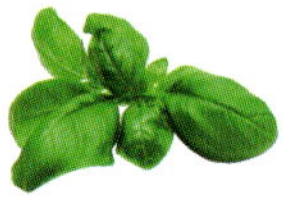

Zubereitungszeit: **10 min**
Portionen: **1**

Zutaten

1 EL Pinienkerne
1 Bund frisches Basilikum
1 Bund Rucola
1 Knoblauchzehe
100 g Tofu
1 EL Zitronensaft
1 TL Olivenöl
1 Prise Salz
1 Prise Pfeffer

Nährwertangaben pro Portion

Kalorien:	215 kcal
Fett:	17 g
Kohlenhydrate:	4,9 g
Eiweiß:	10,5 g
Ballaststoffe:	3 g

Zubereitung

1. Pinienkerne in einer Pfanne ohne Fett anrösten. Basilikum und Rucola hacken, Knoblauch schälen und pressen.

2. Tofu mit allen Zutaten zu einer cremigen Masse pürieren.

Nach Bedarf zur Energieanreicherung Raps- und Olivenöl zugeben!

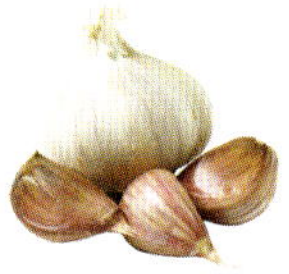

Lammfilet auf weißem Bohnensalat

Zubereitungszeit: 45 min
Portionen: 4

Zutaten

400 g weiße Bohnen (Konserve)
3 Stangen Lauchzwiebeln
1/2 Bund Bärlauch
2 Fleischtomaten
20 g getrocknete Tomaten
2 EL Essig
4 EL Olivenöl
1 Messerspitze Salz
1 Messerspitze Pfeffer
1 Prise Zucker
12 Lammfilets

Nährwertangaben pro Portion

Kalorien:	390,14 kcal
Fett:	16,00 g
Kohlenhydrate:	11,76 g
Eiweiß:	49,00 g
Ballaststoffe:	4,85 g

Zubereitung

Bohnen im Sieb abtropfen lassen.

1. Gemüse putzen. Lauchzwiebeln in Ringe schneiden, Bärlauch kleinschneiden. Tomaten vierteln, entkernen und würfeln. Getrocknete Tomaten hacken.

2. Aus Essig, 2 EL Öl, Salz, Pfeffer und Zucker eine Vinaigrette herstellen. Mit Bohnen, Gemüse und Bärlauch vermischen.

3. Restliches Öl (2 EL) in einer Pfanne erhitzen, Lammfilets darin braten, salzen und pfeffern, auf dem Bohnensalat anrichten.

Nach Bedarf zur Energieanreicherung Raps- und Olivenöl zugeben!

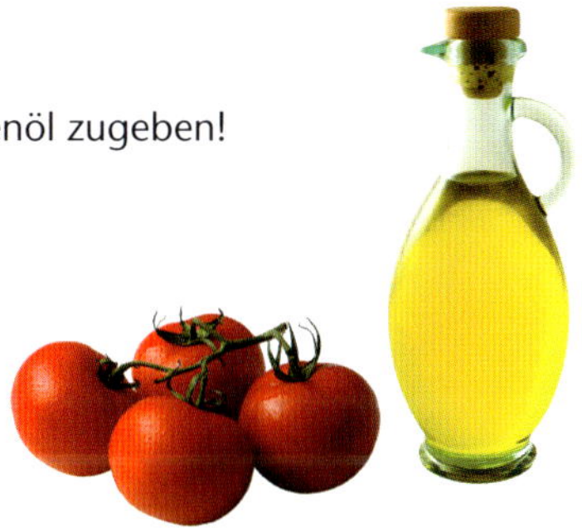

Bananen-Hafer Taler

Zubereitungszeit: **30 min**
Portionen: **36**

Zutaten

1 Banane
1/4 Tasse Zucker
1 Vanilleschote
2 Eiweiße
1/4 TL Milch (1,5 % Fett)
1 Tasse Weizenmehl
1 TL Backpulver
3/4 Tasse Haferflocken
1/4 Tasse Mandeln/Mandelblätter

!

Nährwertangaben pro Portion

Kalorien:	26,64 kcal
Fett:	0,17 g
Kohlenhydrate:	5,37 g
Eiweiß:	0,81 g
Ballaststoffe:	0,30 g

Zubereitung

Backofen auf 190° C vorheizen.

1. Banane schälen, pürieren und mit Zucker, Vanillemark und Eiweiß verschlagen. Bananenmasse mit Milch, Mehl, Backpulver, Haferflocken und gehackten Mandeln zu einem Teig verrühren.

2. Teig löffelweise auf ein mit Backpapier ausgelegtes Backblech geben und im vorgeheizten Backofen ca. 10 Minuten backen.

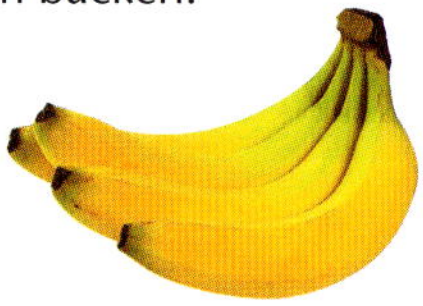

Beerenflakes

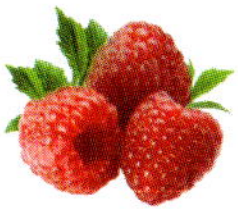

Zubereitungszeit: 15 min
Portionen: 1

Zutaten

150 ml Milch (1,5 % Fett)
1/2 TL Honig
3 Erdbeeren
10 Heidelbeeren
4 Himbeeren
1 Tasse Cornflakes

Nährwertangaben pro Portion

Kalorien:	265,23 kcal
Fett:	2,86 g
Kohlenhydrate:	49,90 g
Eiweiß:	8,68 g
Ballaststoffe:	3,51 g

Zubereitung

1. Milch und Honig verrühren. Erdbeeren putzen, vierteln und mit Heidelbeeren und Himbeeren in ein Schälchen geben.

2. Cornflakes mit den Beeren vermischen und mit Milch übergießen.

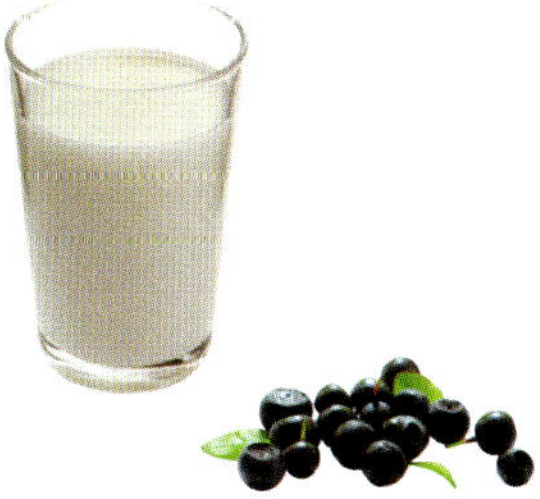

Cremiger Kartoffelsalat

Zubereitungszeit: 20 min
Portionen: 4

Zutaten

1 kg Kartoffeln
1 Bund Lauchzwiebeln
1 Bund Radieschen
1/2 Gurke
1 Bund Schnittlauch
2 EL Salatmayonnaise (50 % Fett)
120 g Joghurt
2 EL Milch (3,5 % Fett)
1 Prise Salz
1 Prise Pfeffer

Nährwertangaben pro Portion

Kalorien:	261,20 kcal
Fett:	5,08 g
Kohlenhydrate:	44,68 g
Eiweiß:	7,14 g
Ballaststoffe:	6,71 g

Zubereitung

1. Kartoffeln kochen, pellen und in feine Scheiben schneiden.
2. Gemüse putzen, Lauchzwiebeln in Ringe, Radieschen in Stifte, Gurke in Scheiben, Schnittlauch in Röllchen schneiden.
3. Salatmayonnaise, Joghurt, Milch und Schnittlauch verrühren. Kartoffelscheiben und Gemüse unterheben, mit Salz und Pfeffer abschmecken.

Tipp: Leichte Joghurt-Salatcreme anstelle der Salatmayonnaise verwenden.

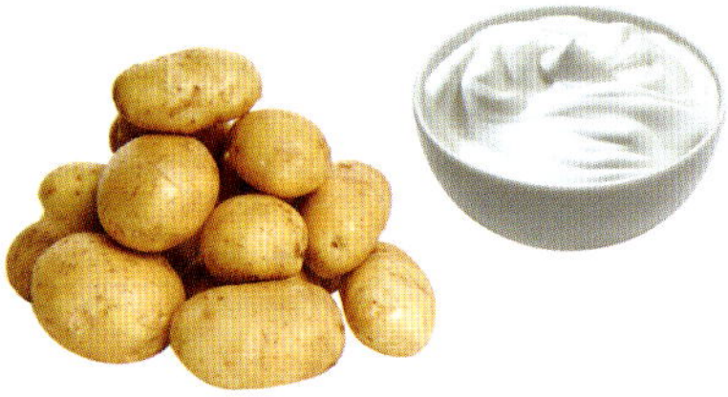

Fitness-Müsli

Zubereitungszeit: **10 min**
Portionen: **1**

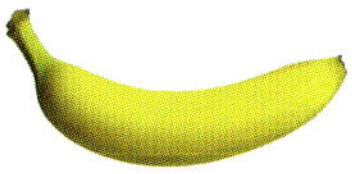

Zutaten

1 Apfel
1 Banane
3 EL Haferflocken
1 EL Weizenkleie
200 ml Buttermilch
1 TL Honig

Nährwertangaben pro Portion

Kalorien:	428,69 kcal
Fett:	4,12 g
Kohlenhydrate:	81,86 g
Eiweiß:	12,78 g
Ballaststoffe:	7,98 g

Zubereitung

1. Apfel entkernen, Banane schälen, Obst in kleine Stücke schneiden und mit Haferflocken und Weizenkleie in ein Schälchen geben.

2. Buttermilch unterrühren, Honig darüber träufeln.

Tipp: Haferkleie statt Weizenkleie verwenden – wirkt besonders günstig auf den Cholesterinspiegel.

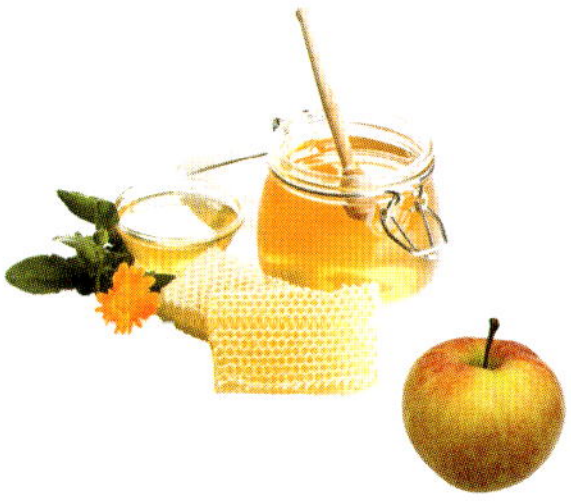

Frischkäse-Basilikum-Spaghetti mit Tomatenwürfeln

Zubereitungszeit: **20 min**
Portionen: **1**

Zutaten

80 g Spaghetti/Linguine
1 Messerspitze Salz
2 Tomaten
1 EL Parmesan
50 g Frischkäsezubereitung (10 % Fett i. Tr.)
60 ml Milch (1,5 % Fett)
1 Prise Pfeffer
1 EL frisches Basilikum
1 TL Olivenöl

Nährwertangaben pro Portion

Kalorien:	453,89 kcal
Fett:	10,44 g
Kohlenhydrate:	64,91 g
Eiweiß:	23,29 g
Ballaststoffe:	4,70 g

Zubereitung

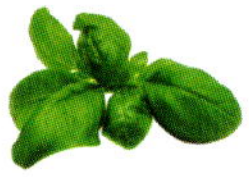

1. Spaghetti in Salzwasser bissfest garen.
2. Tomaten entkernen und würfeln. Parmesan reiben.
3. Frischkäse und Milch erwärmen, mit Salz, Pfeffer und Basilikum abschmecken und mit den abgetropften Nudeln vermengen.
4. Auf Tellern anrichten, Tomatenwürfel, Parmesan und Olivenöl darüber verteilen.

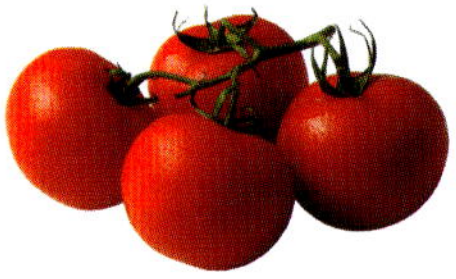

Frucht-Cornflakes

Zubereitungszeit: 10 min
Portionen: 4

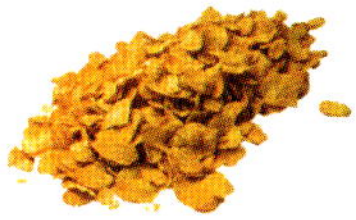

Zutaten

200 g Erdbeeren
200 g Heidelbeeren
4 TL gehackte Mandeln
4 Tassen Cornflakes
1/2 Liter Milch (1,5 % Fett)

Nährwertangaben pro Portion

Kalorien:	289,20 kcal
Fett:	5,38 g
Kohlenhydrate:	49,39 g
Eiweiß:	9,13 g
Ballaststoffe:	5,74 g

Zubereitung

Erdbeeren putzen, in Scheiben schneiden und mit Heidelbeeren, gehackten Mandeln und Cornflakes vermischen. Milch angießen.

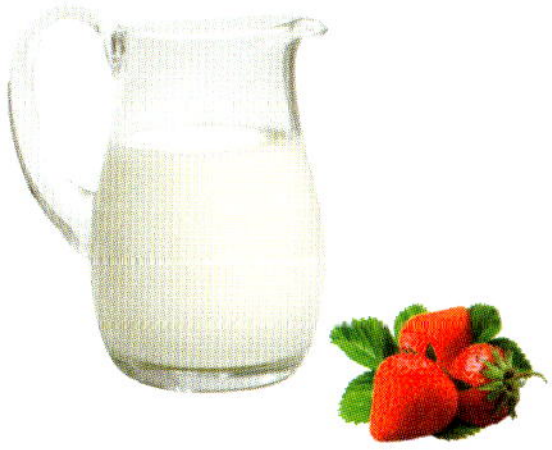

Frucht-Joghurt-Shake

Zubereitungszeit: **10 min**
Portionen: **4**

Zutaten

2 Bananen
2 Äpfel
2 Orangen
4 Eiswürfel
250 g Joghurt (1,5 % Fett)
250 ml Karottensaft
250 ml Orangensaft

Nährwertangaben pro Portion

Kalorien:	225,00 kcal
Fett:	1,77 g
Kohlenhydrate:	43,92 g
Eiweiß:	5,29 g
Ballaststoffe:	5,11 g

Zubereitung

1. Bananen und Äpfel schälen, Äpfel entkernen, Obst in Stücke schneiden. Orangen so schälen, dass die weiße Haut mit entfernt wird. Orangen filetieren, restlichen Saft aus den Früchten pressen.

2. Obst und Eiswürfel im Standmixer pürieren. Restliche Zutaten zufügen, nochmals durchmixen.

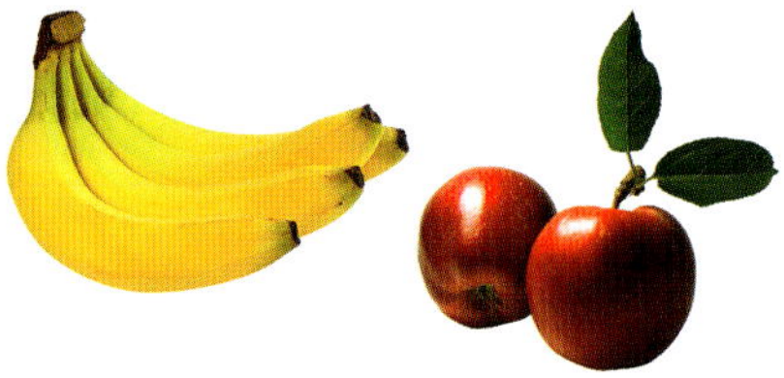

Fruchtbuttermilch

Zubereitungszeit: **10 min**
Portionen: **4**

Zutaten

2 Bananen
1 Apfel
250 g Erdbeeren
800 ml Buttermilch

Nährwertangaben pro Portion

Kalorien:	183,69 kcal
Fett:	1,65 g
Kohlenhydrate:	31,71 g
Eiweiß:	7,98 g
Ballaststoffe:	3,23 g

Zubereitung

1. Bananen schälen und in Stücke schneiden.
2. Apfel schälen, entkernen und ebenfalls in kleine Stücke schneiden.
3. Erdbeeren putzen, waschen und mit Bananen, Apfel und Buttermilch pürieren.

Tipp: Eventuell mit Akazienhonig oder Vanillezucker süßen.

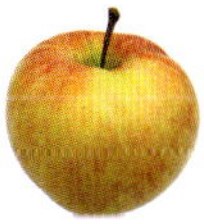

Fruchtquark mit Granatapfel

Zubereitungszeit: **15 min**
Portionen: **1**

Zutaten

1 Banane
100 g Heidelbeeren
100 g Magerquark
(unter 10 % Fett i. Tr.)
50 ml Milch (1,5 % Fett)
1 TL Honig
1/2 Granatapfel

Nährwertangaben pro Portion

Kalorien:	360,00 kcal
Fett:	2,21 g
Kohlenhydrate:	63,34 g
Eiweiß:	17,95 g
Ballaststoffe:	8,62 g

Zubereitung

1. Banane schälen und kleinschneiden, mit den Heidelbeeren vermischen. Quark mit Milch und Honig glatt rühren. Obst unterheben.

2. Kerne mit einem Teelöffel aus dem Granatapfel herauslösen und über den Quark geben.

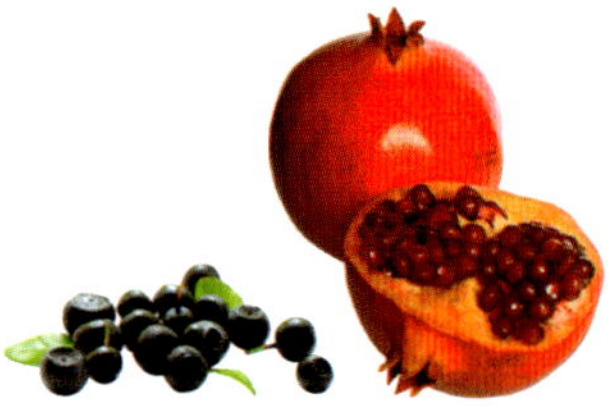

Hühnerfrikassee

Zubereitungszeit: 35 min
Portionen: 1

Zutaten

50 g Reis
1 Messerspitze Salz
100 g weißer Spargel
1 Pastinake
1 Zwiebel
50 g Champignons
100 g Hähnchenbrustfilet
1 TL Rapsöl
1 TL Weizenmehl
50 ml Gemüsebrühe
50 ml Milch
1 EL Petersilie

Nährwertangaben pro Portion

Kalorien:	509,07 kcal
Fett:	9,08 g
Kohlenhydrate:	62,98 g
Eiweiß:	19,15 g
Ballaststoffe:	26,45 g

Zubereitung

Reis in Salzwasser garen.

1. Spargel, Pastinake und Zwiebel schälen, in Stücke schneiden. Champignons putzen und in Scheiben schneiden, Hähnchenbrustfilet kleinschneiden.

2. Hähnchenbrust im heißen Öl scharf anbraten, salzen und pfeffern. Spargel, Pastinake und Zwiebel zugeben und mitbraten. Mit Mehl bestäuben, Brühe und Milch einrühren, erhitzen und alles bei kleiner Hitze ca. 10 Minuten köcheln lassen.

3. Champignons ins Frikassee geben und weitere 5 Minuten garen. Gehackte Petersilie darüber streuen und mit Reis anrichten.

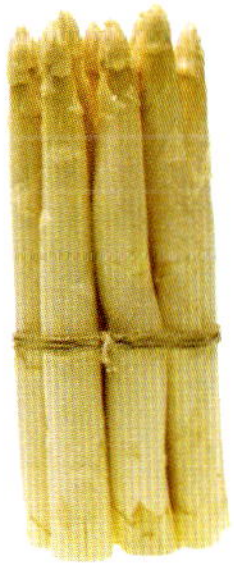

Kartoffel-Karotten-Brot

Zubereitungszeit: **100 min**
Portionen: **20**

Zutaten

850 g Kartoffeln
2 TL Salz
60 ml Milch (3,5 % Fett)
1 TL Zucker
1 Päckchen Hefe
125 g Karotten
325 g Weizenmehl
50 g Haferflocken

!

Nährwertangaben pro Portion

Kalorien:	102,50 kcal
Fett:	0,54 g
Kohlenhydrate:	20,66 g
Eiweiß:	3,21 g
Ballaststoffe:	1,91 g

Zubereitung

Backofen auf 200° C vorheizen.

1. Die Hälfte der Kartoffeln schälen, waschen, halbieren und in Salzwasser ca. 20 Minuten kochen. Abgießen, ausdampfen lassen, zerstampfen und abkühlen lassen.

2. Milch erwärmen, mit Zucker und zerbröselter Hefe verrühren. An einem warmen Ort 15 Minuten gehen lassen.

3. Karotten putzen, rohe Kartoffeln schälen. Beides fein raspeln und mit dem beim Raspeln entstandenen Saft, gekochten Kartoffeln, Salz, Mehl, 40 g Haferflocken und der Hefemilch verrühren. Teig zu einem runden Brotlaib formen.

4. Auf ein mit Backpapier ausgelegtes Backblech geben, mit restlichen Haferflocken (10 g) bestreuen und nochmals 15 Minuten gehen lassen. Im vorgeheizten Backofen ca. 1 Stunde backen.

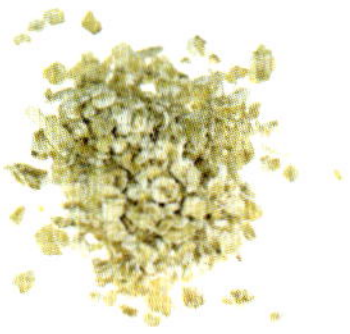

Kartoffel-Linsen-Salat

Zubereitungszeit: **30 min**
Portionen: **4**

Zutaten

8 Kartoffeln
1 Zwiebel
1 Knoblauchzehe
1 EL Olivenöl
200 g Linsen (trocken)
500 ml Gemüsebrühe
1 Gurke
1 Orange
100 g Joghurt (1,5 % Fett)
1 EL Petersilie
1 Messerspitze Salz
1 Messerspitze Pfeffer
1 Prise Kreuzkümmel

Nährwertangaben pro Portion

Kalorien:	376,39 kcal
Fett:	6,39 g
Kohlenhydrate:	58,85 g
Eiweiß:	18,55 g
Ballaststoffe:	15,41 g

Zubereitung

Kartoffeln kochen, pellen und in Scheiben schneiden.

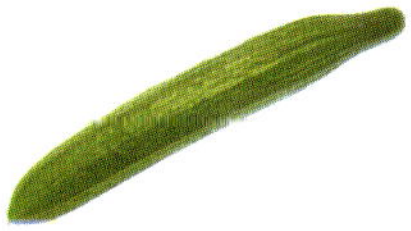

1. Zwiebel und Knoblauch schälen und hacken, in Öl andünsten. Rote Linsen zugeben, mit Brühe aufgießen, 8–10 Minuten köcheln lassen.

2. Gurke entkernen, in Stücke schneiden, mit Kartoffeln und Linsen vermischen. Pfanne vom Herd ziehen.

3. Orange halbieren, Saft auspressen, mit Joghurt und Petersilie verrühren. Unter die Linsen heben, mit Salz, Pfeffer und Kreuzkümmel würzen.

Pellkartoffeln mit Tomaten-Kräuter-Käse

Zubereitungszeit: 25 min
Portionen: 1

Zutaten

3 Kartoffeln
1/2 Zwiebel
1 Knoblauchzehe
1 EL frisches Basilikum
1 EL Petersilie
150 g Hüttenkäse
2 EL Tomatenmark
1/2 TL Paprika edelsüß
1 Prise Salz
1 Prise Pfeffer
2 Tomaten

Nährwertangaben pro Portion

Kalorien:	421,81 kcal
Fett:	7,61 g
Kohlenhydrate:	57,14 g
Eiweiß:	27,63 g
Ballaststoffe:	9,05 g

Zubereitung

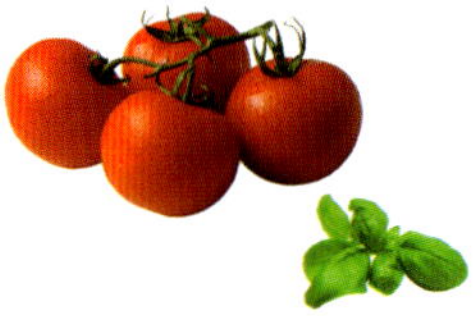

1. Kartoffeln mit Schale garen.
2. Zwiebel und Knoblauch schälen, Kräuter fein hacken. Mit Hüttenkäse, Tomatenmark, Paprikapulver, Salz und Pfeffer glatt rühren.
3. Tomaten entkernen, würfeln und unterheben.
4. Kartoffeln halbieren und mit dem Hüttenkäse servieren.

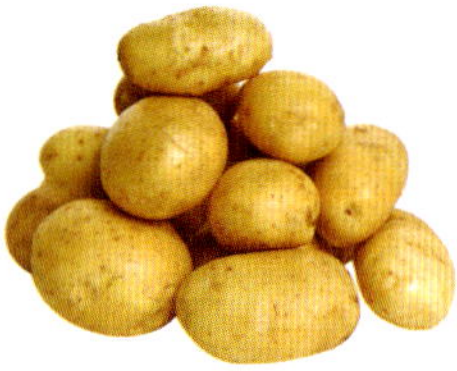

Aprikosen-Müsli

Zubereitungszeit: 10 min
Portionen: 1

Zutaten

2 Aprikosen (getrocknet)
200 ml Milch (1,5 % Fett)
1 TL Honig
2 Aprikosen
3 EL Haferflocken
3 EL Roggenflocken
1 TL Sonnenblumenkerne
1 TL Sesam
1 TL Leinsamen

Nährwertangaben pro Portion

Kalorien:	511,84 kcal
Fett:	13,88 g
Kohlenhydrate:	74,91 g
Eiweiß:	19,25 g
Ballaststoffe:	13,01 g

Zubereitung

1. Getrocknete Aprikosen fein hacken und mit Milch und Honig vermischen. Frische Aprikosen entsteinen und würfeln.

2. Haferflocken, Roggenflocken, Sonnenblumenkerne, Sesam und Leinsamen in eine kleine Schüssel geben. Milch und Obst darüber geben.

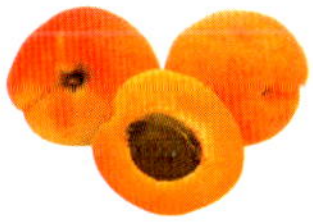

Erdnuss-Vanillewaffeln

Zubereitungszeit: **20 min**
Portionen: **4**

Zutaten

30 g Margarine
30 g Erdnussbutter
50 g Zucker
1 Vanilleschote
65 g Weizenmehl
60 g Weizenvollkornmehl
1 TL Backpulver
2 Eier
100 ml Mineralwasser
2 EL Puderzucker

Nährwertangaben pro Portion

Kalorien:	322,35 kcal
Fett:	13,52 g
Kohlenhydrate:	40,92 g
Eiweiß:	9,05 g
Ballaststoffe:	2,80 g

Zubereitung

1. Margarine, Erdnussbutter, Zucker und ausgelöstes Vanillemark schaumig schlagen. Mehl mit Backpulver mischen, nach und nach mit den Eiern unter die Masse rühren. Mineralwasser zufügen bis ein zäher Teig entsteht.

2. Teig in einem Waffeleisen ausbacken und mit Puderzucker bestäuben.

Lecker dazu: ein erfrischender Fruchtsalat mit Ananas und Erdbeeren.

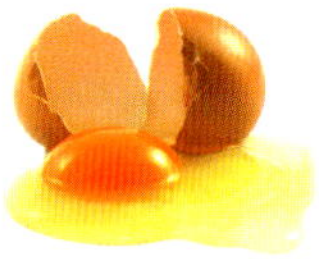

Fleischsalat

Zubereitungszeit: **15 min**
Portionen: **1**

Zutaten

1 Apfel
2 Gewürzgurken (Glas)
75 g Fleischwurst
3 EL Joghurt (1,5 % Fett)
1 EL Salatcreme (25 % Fett)
1 Prise Salz
1 Prise Pfeffer
1 TL Petersilie
2 Scheiben Sesamknäckebrot

!

Nährwertangaben pro Portion

Kalorien:	428,49 kcal
Fett:	25,10 g
Kohlenhydrate:	33,82 g
Eiweiß:	15,69 g
Ballaststoffe:	4,04 g

Zubereitung

Apfel entkernen, mit Gewürzgurken und Fleischwurst in feine Würfel schneiden. Mit Joghurt, Salatcreme, Salz, Pfeffer und gehackter Petersilie vermischen. Auf Knäckebrot anrichten.

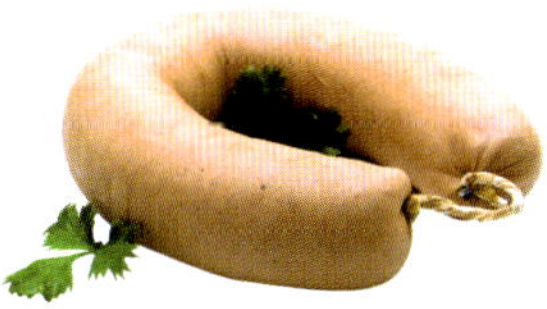

Gebackener Feta

Zubereitungszeit: 40 min
Portionen: 1

Zutaten

60 g Weizenvollkornmehl
1/2 Päckchen Trockenhefe
40 ml Milch (1,5 % Fett)
1 Messerspitze Salz
1 Prise Zucker
1/2 TL Oregano
1 EL Margarine (30 % Linolsäure)
1/2 Zwiebel
4 Tomaten
1 EL Tomatenmark
1 Messerspitze Pfeffer
70 g Feta

Nährwertangaben pro Portion

Kalorien:	448,50 kcal
Fett:	15,98 g
Kohlenhydrate:	50,14 g
Eiweiß:	24,58 g
Ballaststoffe:	10,34 g

Zubereitung

Backofen auf 180° C vorheizen.

1. Mehl, Hefe, lauwarme Milch, Salz, Zucker, Oregano und Margarine zu einem Teig verkneten und ca. 15 Minuten gehen lassen.

2. Zwiebel schälen und hacken. Tomaten putzen und kleinschneiden. Mit Tomatenmark, Salz und Pfeffer verrühren.

3. Teig ausrollen und auf ein mit Backpapier belegtes Blech legen. Soße darauf verteilen, Feta darüber krümeln. Teig an den Rändern etwas einschlagen, im vorgeheizten Ofen ca. 15 Minuten backen.

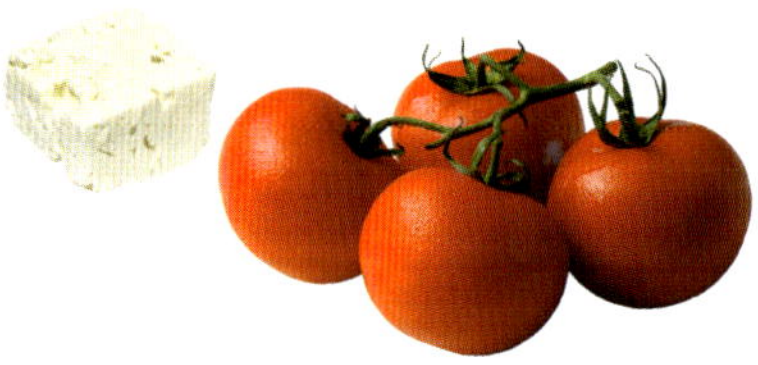

Gemüse-Kartoffeln überbacken

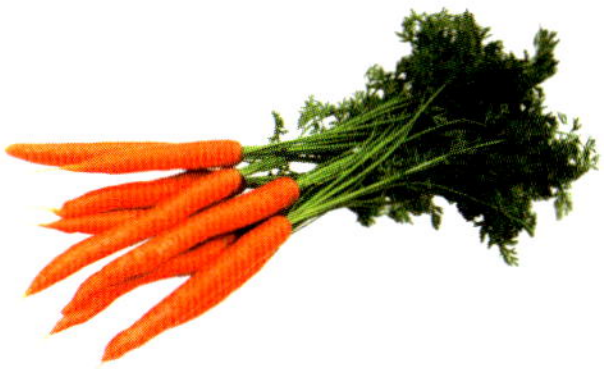

Zubereitungszeit: 60 min
Portionen: 4

Zutaten

400 g Kartoffeln
1/2 TL Salz
100 g Emmentaler
2 Paprikaschoten
1 Zucchini
2 Karotten
4 Tomaten
1 Bund Lauchzwiebel
3 Knoblauchzehen
1 TL Olivenöl
300 ml Gemüsebrühe
100 g Frischkäse
1 Messerspitze Pfeffer
1 Messerspitze Thymian

Nährwertangaben pro Portion

Kalorien:	351,04 kcal
Fett:	18,59 g
Kohlenhydrate:	29,11 g
Eiweiß:	15,49 g
Ballaststoffe:	9,59 g

Zubereitung

Kartoffeln schälen und in Salzwasser garen. Backofen auf 180° C vorheizen.

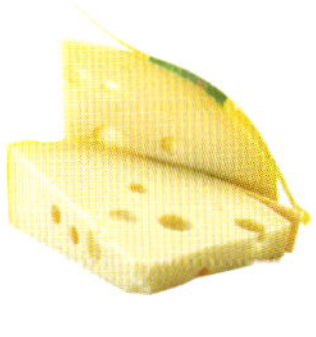

1. Käse reiben. Gemüse putzen, evtl. schälen. Paprika, Zucchini, Karotten und Tomaten würfeln, Lauchzwiebeln in Ringe schneiden und Knoblauch pressen.

2. Gemüse und Knoblauch im heißen Öl andünsten, mit Brühe ablöschen und bei schwacher Hitze köcheln lassen, bis das Gemüse fast gar ist. Frischkäse einrühren, mit Salz, Pfeffer und Thymian würzen.

3. Kartoffeln und Gemüse in eine Auflaufform füllen, mit geriebenem Käse bestreuen und im vorgeheizten Backofen 15–20 Minuten garen.

Gemüse-Frischkäse-Lasagne

Zubereitungszeit: **60 min**
Portionen: **4**

Zutaten

300 g Zucchini
250 g Champignons
1 Zwiebel
1 Knoblauchzehe
50 g Emmentaler
1 TL Olivenöl
2 Dosen Tomaten (Konserve)
1 Messerspitze Salz
1 Messerspitze Pfeffer
1 Messerspitze Oregano
300 g Kräuterfrischkäse
3 EL Milch
8 Lasagneplatten

Nährwertangaben pro Portion

Kalorien:	445,71 kcal
Fett:	24,16 g
Kohlenhydrate:	36,79 g
Eiweiß:	19,57 g
Ballaststoffe:	5,40 g

Zubereitung

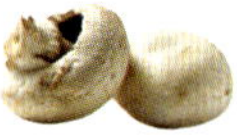

Backofen auf 180° C vorheizen.

1. Gemüse putzen und kleinschneiden, Zwiebel und Knoblauch schälen und hacken. Käse reiben.

2. Zwiebel und Knoblauch im heißen Öl andünsten, Gemüse zufügen und kurz mitbraten. Stückige Tomaten zugeben, alles ca. 5 Minuten köcheln lassen, mit Salz, Pfeffer und Oregano würzen.

3. Kräuterfrischkäse und Milch glattrühren. Abwechselnd Tomatensoße, Lasagneblätter und Frischkäsesoße in eine Auflaufform schichten, mit geriebenem Käse bestreuen und im vorgeheizten Backofen ca. 40 Minuten backen.

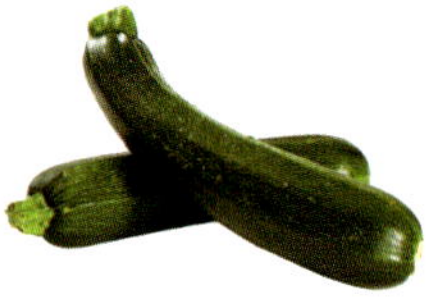

Bananen-Zwieback-Brei

Zubereitungszeit: 5 min
Portionen: 1

Zutaten

1/2 Banane
150 ml Milch (1,5 % Fett)
4 Scheiben Zwieback

Nährwertangaben pro Portion

Kalorien:	293,25 kcal
Fett:	4,56 g
Kohlenhydrate:	52,07 g
Eiweiß:	9,87 g
Ballaststoffe:	3,21 g

Zubereitung

1. Banane und Milch pürieren. Zwieback in Stücke brechen, in ein Schälchen geben, Bananenmilch darüber geben.

2. Zum Variieren mit Zimt oder Vanille würzen. Mit frischen Beeren anrichten.

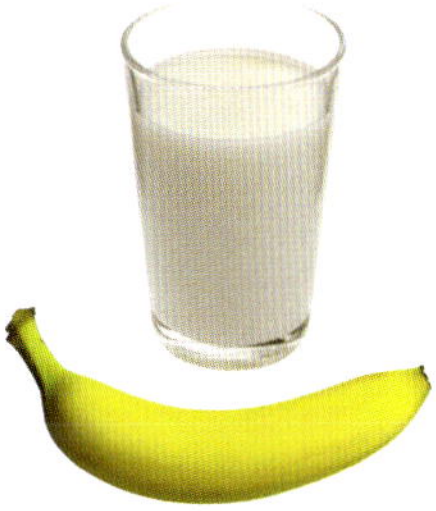

Bananenmüsli

Zubereitungszeit: **10 min**
Portionen: **1**

Zutaten

1/2 Banane
150 ml Milch (3,5 % Fett)
1 EL Weizenkleie
1 TL Zitronensaft
1 TL Honig
1 EL Bananenchips
3 EL Haferflocken
1 EL Sultaninen
1 TL Kokosnussraspeln

Nährwertangaben pro Portion

Kalorien:	422,84 kcal
Fett:	10,94 g
Kohlenhydrate:	67,96 g
Eiweiß:	10,93 g
Ballaststoffe:	6,35 g

Zubereitung

1. Banane schälen, mit Milch und Weizenkleie, Zitronensaft und Honig pürieren.

2. Bananenchips zerkleinern und mit Haferflocken, Sultaninen und Kokosraspeln in einem Schälchen vermischen. Bananenmilch unterheben.

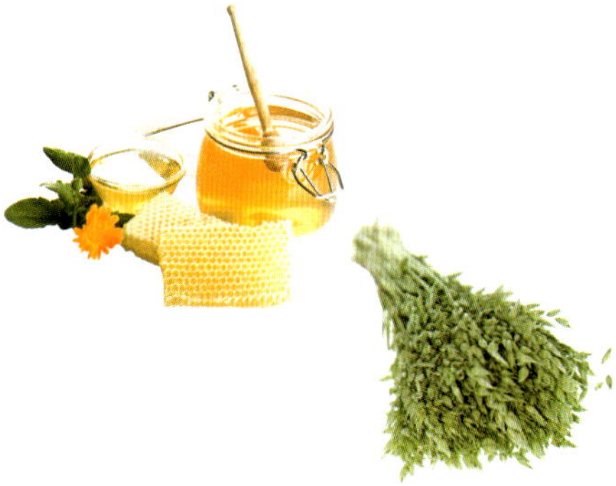

Bohnen-Kartoffel-Eintopf

Zubereitungszeit: 30 min
Portionen: 4

Zutaten

1 Dose Kidney-Bohnen (Konserve)
4 Kartoffeln
1 Zwiebel
1 TL Olivenöl
800 ml Gemüsebrühe
1 Dose Tomatenpüree
1 Messerspitze Salz
1 Messerspitze Pfeffer
1 Messerspitze Paprika edelsüß

Nährwertangaben pro Portion

Kalorien:	243,79 kcal
Fett:	4,78 g
Kohlenhydrate:	36,92 g
Eiweiß:	11,80 g
Ballaststoffe:	11,40 g

Zubereitung

Bohnen im Sieb abtropfen lassen.

1. Kartoffeln schälen und würfeln, Zwiebel schälen und kleinschneiden. Öl in einem Topf erhitzen und beides darin anbraten. Brühe zugießen, erhitzen und 10–15 Minuten köcheln lassen.

2. Bohnen und Tomatenpüree einrühren, kurz aufkochen, mit Salz, Pfeffer und Paprikapulver abschmecken.

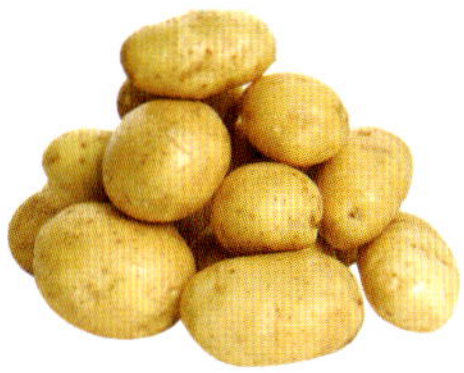

Broccoli-Nudel-Auflauf

Zubereitungszeit: **60 min**
Portionen: **4**

Zutaten

1 kg Broccoli
400 g Penne
1 TL Salz
1/2 TL Olivenöl
250 ml Milch
2 Eier
150 ml Gemüsebrühe
1 Prise Pfeffer
1 Prise Muskatnuss
40 g Emmentaler

Nährwertangaben pro Portion

Kalorien:	549,59 kcal
Fett:	11,25 g
Kohlenhydrate:	80,27 g
Eiweiß:	30,14 g
Ballaststoffe:	12,79 g

Zubereitung

Backofen auf 180° C vorheizen.

1. Broccoli putzen, in Röschen schneiden. Penne in kochendes Salzwasser geben, nach ca. 3 Minuten Broccoli dazugeben und weitere 5 Minuten garen. Wasser abgießen und alles in eine gefettete Auflaufform geben.

2. Milch mit Eiern, Gemüsebrühe, Pfeffer, Muskat und geriebenem Käse verrühren und über den Auflauf geben. Im vorgeheizten Backofen auf mittlerer Schiene ca. 45 Minuten backen.

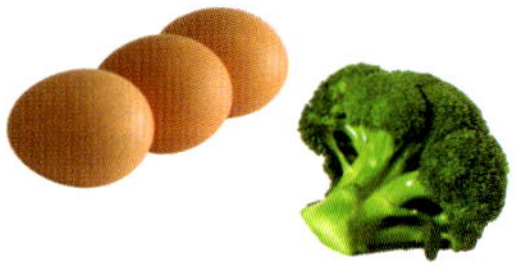

Curry-Ananas-Huhn mit Cashews

Zubereitungszeit: **30 min**
Portionen: **4**

Zutaten

200 g Reis
1/2 TL Salz
1 Zwiebel
1 Knoblauchzehe
6 Scheiben Ananas
500 g Hähnchenbrustfilet
2 EL Cashewnüsse
1 EL Rapsöl
1 Prise Cayennepfeffer
1 TL Currypulver
1 Messerspitze Ingwerpulver
400 ml Kokosmilch
100 g Bambussprossen (Konserve)

Nährwertangaben pro Portion

Kalorien:	441,05 kcal
Fett:	6,60 g
Kohlenhydrate:	58,47 g
Eiweiß:	8,79 g
Ballaststoffe:	2,82 g

Zubereitung

1. Reis in Salzwasser garen.

2. Zwiebel und Knoblauch schälen und hacken. Ananas und Hähnchenbrustfilet in Stücke schneiden. Cashewnüsse grob zerkleinern.

3. Öl in einer Pfanne erhitzen, Fleisch darin unter Rühren anbraten, mit Salz und Cayennepfeffer würzen, heraus nehmen und warm stellen. Zwiebeln und Knoblauch in derselben Pfanne andünsten, Curry und Ingwer zugeben, mit anschwitzen und mit Kokosmilch angießen.

4. Fleisch, Ananas und Bambussprossen zugeben, bei kleiner Hitze 8–10 Minuten köcheln lassen. Mit Reis anrichten, Cashewnüsse darüber streuen.

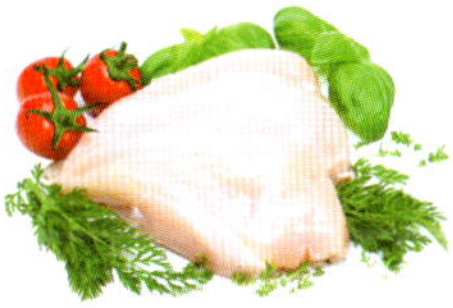

Erdbeer-Bananen-Joghurt mit Cornflakes

Zubereitungszeit: **10 min**
Portionen: **4**

Zutaten

500 g Erdbeeren
2 Bananen
1 EL Honig
500 g Joghurt (1,5 % Fett)
8 EL Cornflakes

Nährwertangaben pro Portion

Kalorien:	216,65 kcal
Fett:	2,63 g
Kohlenhydrate:	38,90 g
Eiweiß:	6,67 g
Ballaststoffe:	4,06 g

Zubereitung

Erdbeeren putzen, Bananen schälen. Früchte und Honig pürieren, Joghurt unterheben. In Schälchen füllen, Cornflakes darüber streuen.

Tipp: Lecker auch mit Himbeeren oder Heidelbeeren.

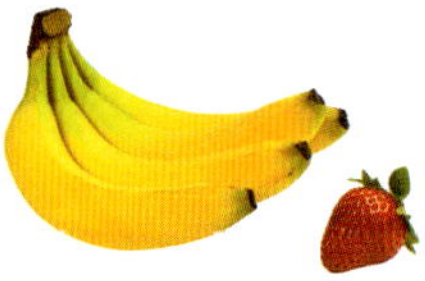

Feuriges Reisfleisch

Zubereitungszeit: **20 min**
Portionen: **4**

Zutaten

250 g Parboiled-Reis
1/2 TL Salz
400 g Schweinefilet
500 g Champignons
2 Paprikaschoten
2 Zwiebeln
1 EL Rapsöl
4 EL saure Sahne (20 % Fett)
1 Messerspitze Chilipulver
1 EL Sojasoße

Nährwertangaben pro Portion

Kalorien:	399,83 kcal
Fett:	6,06 g
Kohlenhydrate:	54,35 g
Eiweiß:	30,99 g
Ballaststoffe:	6,88 g

Zubereitung

1. Reis in Salzwasser bissfest garen.

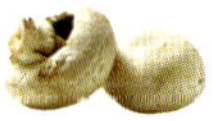

2. Schweinefilet in Streifen schneiden. Champignons und Paprika putzen und kleinschneiden. Zwiebeln schälen und hacken.

3. Öl in einer Pfanne erhitzen, Filet darin anbraten, Gemüse zugeben und mitbraten. Vom Herd ziehen, saure Sahne unterrühren, Pfannengericht mit Salz, Chilipulver und Sojasoße abschmecken.

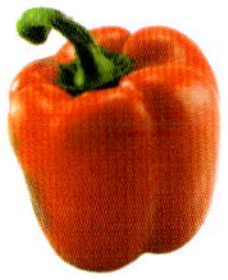

Fisch-Tomaten-Suppe

Zubereitungszeit: **30 min**
Portionen: **4**

Zutaten

1 Fenchel
1 Zwiebel
1 Knoblauchzehe
500 g Tomaten
1/2 Zitrone
1/2 Bund frisches Basilikum
400 g Kabeljau
1 TL Rapsöl
1 Prise Zucker
1 Liter Gemüsebrühe
150 g Suppennudeln
1 Prise Salz
1 Prise Pfeffer

Nährwertangaben pro Portion

Kalorien:	327,99 kcal
Fett:	7,24 g
Kohlenhydrate:	36,79 g
Eiweiß:	26,85 g
Ballaststoffe:	7,93 g

Zubereitung

1. Fenchel putzen, in Streifen schneiden, Zwiebel und Knoblauch schälen und hacken. Tomaten entkernen, würfeln. Zitronensaft auspressen, Basilikum hacken.

2. Fisch in Würfel schneiden. Öl in einer Pfanne erhitzen, Fisch mit Knoblauch und Zwiebeln darin anbraten. Fisch heraus nehmen.

3. Fenchel in derselben Pfanne kurz anbraten, Zucker darüber streuen, kurz karamellisieren lassen. Mit Gemüsebrühe ablöschen, Tomatenwürfel und Suppennudeln zugeben, alles ca. 5 Minuten garen. Fisch wieder in die Suppe geben, erhitzen, mit Salz, Pfeffer und Zitronensaft abschmecken und mit Basilikum bestreut servieren.

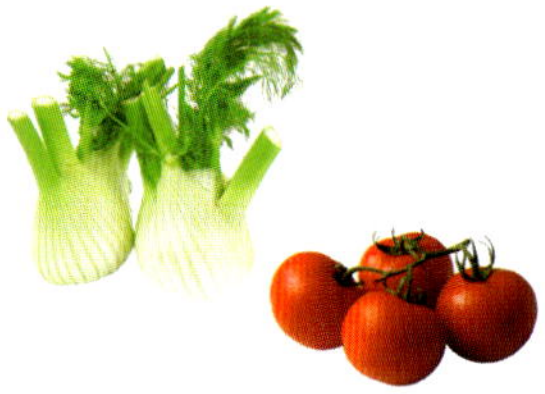

Anhang

Glossar

Literaturverzeichnis

Glossar

Hinweis: Die Begriffe im Glossar werden so erklärt, dass die Inhalte dieses Buches verständlicher werden. Die korrekte wissenschaftliche Erklärung wird daher teilweise etwas vereinfacht dargestellt.

A

Acetyl-CoA: (= aktivierte Essigsäure) Abbauprodukt von Fettsäuren, Glukose und z. T. auch von Aminosäuren

Acyl-CoA: aktivierte Fettsäure. Bevor Fettsäuren verbrannt werden können, ist eine Aktivierung notwendig. Aktivierte Fettsäuren sind zudem Endprodukte der körpereigenen Fettsäurebildung.

Adenosintriphosphat: (= ATP) wichtigste energiereiche Verbindung in den Zellen, welche (fast) alle energiebenötigenden Prozesse mit Energie versorgt

Adrenalin: Stresshormon/Neuroransmitter aus dem Nebennierenmark; regt das sympathische Nervensystem an, erweitert die Bronchien, erhöht die Herzfrequenz, verengt die Blutgefäße, steigert den Blutdruck und fördert die Freisetzung der Energiereserven

aerob: mit Sauerstoff

anaerob: ohne Sauerstoff

Anaplerose: Prozess der Auffüllung der in den Zitronensäurezyklus integrierten Substanzen

Angiogenese: Prozess der Blutgefäßbildung

Antioxidanzien: Substanzen, welche freie Radikale mit fehlenden Elektronen versorgen. Dadurch wird das starke, zerstörerische Reaktionsvermögen der Radikale mit körpereigenen Substanzen verhindert und so im Normalfall der oxidative Stress abgewendet.

Aromatase: Enzym aus dem Fettgewebe, das die Umwandlung von Testosteron zu Östrogen katalysiert

Arteriosklerose: entzündlicher Prozess mit Substanzablagerungen in den Blutgefäßen; führt zur Verengung der Blutgefäße und zu verminderter Nährstoff- und Sauerstoffversorgung der Gewebe; Vorstufe von Herzinfarkt und Hirnschlag

B

Bauchspeicheldrüse: Drüse im Innenbauchbereich; produziert Hormone und Enzyme für Verdauungsvorgänge im Dünndarm sowie zur Regelung des Blutzuckerspiegels

Betaoxidation: (= Fettsäureverbrennung) Spaltung von Fettsäuren zu Acetyl-CoA zur Energiebereitstellung

Blutplasma: Blut ohne die festen zellulären Bestandteile (diese können durch Zentrifugation abgetrennt werden)

C

Carnitinpalmitoyltransferase-1: Enzym, das Fettsäuren und L-Carnitin für den Transport in die Mitochondrien verbindet

chronisch: langfristige Einwirkung

Chylomikronen: Lipoproteine, die in den Darmzellen aus resorbierten Fettsäuren, Glycerol, Cholesterin, Phospholipiden, fettlöslichen Vitaminen und Proteinen gebildet werden; Transportform der Fette zur Leber und zu peripheren Zellen und Geweben

D

Darmflora: zusammenfassender Begriff für Mikroorganismen, die natürlicherweise im Dickdarm angesiedelt sind

Desaminierung: Abspaltung der Aminogruppe von Aminosäuren beim Aminosäureabbau

Diabetes mellitus: (= Zuckerkrankheit) Stoffwechselstörung mit erhöhtem Blutglukosespiegel infolge a) fehlender Insulinbildung der Bauchspeicheldrüse (Typ-1) oder b) Insulinresistenz der Muskel-, Fett- und Leberzellen (Typ-2)

diätetische Lebensmittel: spezielle, industriell gefertigte Lebensmittel zur Ernährung in besonderen physiologischen Situationen; z. B. Erkrankungen, Schwangerschaft, Sport

E

Elektrolyte: zusammenfassender Begriff für Mineralstoffe, die an der Wasserverteilung im Körperinneren, der nervalen Reizleitung und der Muskelkontraktion beteiligt sind

endoplasmatisches Retikulum, glattes: röhrenförmiges Membransystem in den Zellen, in dem Stoffe reifen und die Fettsäure- und Cholesterinbildung stattfindet

endoplasmatisches Retikulum, raues: Bau und z. T. Funktion sind vergleichbar mit dem glatten endoplasmatischen Retikulum. Allerdings ist die Oberfläche mit Ribosomen besetzt, was auf die Beteiligung an der Proteinbiosynthese hinweist.

Endothel: abgrenzende Zellschicht zu inneren Organ-/Gewebshohlräumen, z. B. in Blutgefäßen

Enzyme: Funktionseiweiße, welche biochemische Prozesse im Organismus direkt stimulieren, hemmen oder regeln

Erythrozyten: rote Blutzellen/Blutkörperchen; verantwortlich für den Sauerstoff- und Kohlendioxidtransport zwischen Lunge und Geweben

F

Fat Loading: Auffüllen der Fettspeicher der Muskelzellen

Fatty Acid Binding Protein: Gruppe von Funktionsproteinen, welche am Transport der Fettsäuren im Blut und am Transport der Fettsäuren durch die Zellmembranen beteiligt sind

Fatty Acid Transporter CD-36: spezieller Fettsäuretransporter, der am Fettsäuretransport durch Zellmembranen beteiligt ist

Fettadaptation: Anpassung von Stoffwechselreaktionen der Energiebereitstellung durch Ökonomisierung des Fettabbaus bei gleichzeitig sparsamem Abbau von Glukose

Fettsäuren, freie: nicht mit Glycerol verbundene Fettsäuren; Reaktionsprodukte der Lipolyse

Fettsäuren, gesättigte: säuregruppenhaltige Ketten von Kohlenstoffatomen, bei denen die noch freien Bindungsstellen der Kohlenstoffatome vollständig mit Wasserstoff besetzt sind

Fettsäuren, ungesättigte: säuregruppenhaltige Ketten von Kohlenstoffatomen, bei denen die noch freien Bindungsstellen der Kohlenstoffatome nicht vollständig mit Wasserstoff besetzt sind. Dabei entsteht eine Doppelbindung zwischen den Kohlenstoffatomen.

Follikel stimulierendes Hormon: (= FSH) im Gehirn gebildetes Hormon, welches die Östrogenbildung und Reifung der Eizellen in den Eierstöcken bei Frauen, bzw. die Spermienbildung im Hoden bei Männern stimuliert

Fruktose-1,6-bisphosphat: Zwischenstoffwechselsubstanz im Glukoseabbau

Fruktose-6-phosphat: Zwischenstoffwechselsubstanz im Glukoseabbau

FSH: s. Follikel stimulierendes Hormon

G

Glukagon: Hormon aus der Bauchspeicheldrüse, das Glukoseneubildung, Glykogenabbau, Fettabbau und Ketonkörperbildung in der Leber anregt; erhöht auch den Blutglukosespiegel, wenn dieser unter die Norm fällt

Glukoneogenese: Glukoseneubildung; findet hauptsächlich in der Leber statt

Glukose: (= Traubenzucker, Dextrose) Einfachzucker

Glukosetransporter: spezielle Funktionsproteine der Zellmembranen, die den Transport von Zuckeralkoholen, Glukose, Fruktose und Galaktose ermöglichen

GLUT-4: Glukosetransportprotein-4; spezielle Form der Glukosetransporter, welcher durch Insulin aktiviert wird und nur in Muskel- und Fettzellen zu finden ist

Glycerol: (= Glycerin) dreiwertiger Alkohol

Glykogen: Vielfachzucker bestehend aus Glukose; Speicherform der Glukose in Zellen tierischer Herkunft

Glykogenolyse: Abbau des in Zellen tierischer Herkunft gespeicherten Glykogens

Glykogenspeicher: Speicherform der Glukose als Vielfachzucker in Muskulatur und Leber

Glykolyse: Abbauprozess der Glukose bis auf Stufe des Pyruvat zur Energiebereitstellung

glykämische Last: Einfluss der Menge und des glykämischen Index von Kohlenhydraten auf die Insulinfreisetzung

glykämischer Index: Einfluss von kohlenhydrathaltigen Lebensmitteln auf den Blutglukosespiegel

GnRH: s. Gonadotropin Releasing Hormon

Golgi-Apparat: Zellorganell, in dem intrazellulär gebildete Stoffe weiter reifen und dann zu den Bestimmungsorten weitergeleitet werden

Gonadotropin Releasing Hormon: (= GnRH) Hormon/Neurotransmitter welches im Gehirn gebildet wird und dort die Bildung von FSH und LH stimuliert

H

Harnstoff: wird aus den Aminogruppen der Aminosäuren in der Leber (auch Niere) gebildet und mit dem Urin ausgeschieden

Hämatokrit: Anteil der zellulären Bestandteile am gesamten Blutvolumen

Hämoglobin: eisenhaltiger roter Blutfarbstoff der Erythrozyten, der für die Bindung des Sauerstoffs verantwortlich ist

HDL: (= High Density Lipoprotein/„gutes Cholesterin"); Lipoprotein, welches den Rücktransport des nicht mehr benötigten Cholesterins vom peripheren Gewebe zur Leber ermöglicht

Herzfreuquenz: Anzahl der Schläge des Herzens pro Minute

Hexokinase: insulinreguliertes Enzym im Glukoseabbau; stimuliert die Phosphorylierung von Glukose zu Glukose-6-phosphat

Hormone: in Drüsen gebildete Substanzen für die nicht nervengebundene Signalübertragung zur Regelung des Organ- und Zellstoffwechsels

I

IMTG: s. intramuskuläre Triglyceride

inflammatorisch: Entzündungen auslösend

Inulin: direkt nicht verdaubarer Mehrfachzucker bestehend aus Fruktose und Polysacchariden; mit Ballaststoff- und Präbiotikawirkung (aktiviert Darmbakterien, die Inulin zu kurzkettigen Fettsäuren abbauen können)

Insulin: Hormon aus der Bauchspeicheldrüse; senkt den Glukosegehalt des Blutes; stimuliert die Aminosäure-, Fettsäure- und Glukoseaufnahme der Muskel- und Fettzellen und die Triglycerid- und Glykogenspeicherbildung; hemmt den Energiespeicherabbau

Insulinresistenz: verminderte Reaktion von Muskel- und Fettzellen auf Insulin; Ursache für den reduzierten Glukosetransport in die Zellen und erhöhte Blutglukosewerte

Insulinsensitivität: Maß für die Intensität der Wirksamkeit des Insulins auf die Zellen bzw. deren Stoffwechsel

Intervention: beeinflussende Maßnahme

intramuskuläre Triglyceride: (= IMTG) in den Muskelzellen gespeicherte Triglyceridtröpfchen

isotone Getränke: Die Konzentration aktiver Teilchen des Getränkes ist gleich der Konzentration aktiver Teilchen im Blut.

K

Ketonkörper: werden in der Leber gebildet, wenn mehr Acetyl-CoA aus der Betaoxidation anfällt, als sofort weiter abgebaut werden kann. Ketonkörper sind wasserlöslich, gut im Blut zu transportieren und können als Energiequelle von den meisten Zellen verwendet werden. Ketonkörper sind Beta-Hydroxybutyrat, Acetoacetat und Aceton.

ketogen: die Ketonkörperbildung stimulierend

Korrelation: Wechselbeziehung zwischen mindestens zwei Größen

Kortisol: Stresshormon aus der Nebennierenrinde; bewirkt überwiegend abbauende Prozesse, steigert die Freisetzung von Energiereserven zur Energiebereitstellung; wirkt jedoch auch entzündungshemmend

Kreatinphosphat: energiereiche Verbindung, die dazu verwendet wird, rasch ATP zu regenerieren, wenn der ATP-Spiegel sinkt

L

Laktat: (= Milchsäure) Stoffwechselprodukt des anaeroben Glukoseabbaus

L-Carnitin: Trägersubstanz, die Fettsäuren durch die Mitochondrienmembran transportiert

LDL: (= Low Density Lipoprotein/„böses Cholesterin") Lipoprotein, welches aus dem Abbau der Chylomikronen und des VLDL hervorgeht und der Versorgung der peripheren Gewebe mit Cholesterin dient

Leptin: Hormon aus dem Fettgewebe mit Einfluss auf die langfristige Sättigungsregelung; Fettgewebe produziert Leptin, das dann im Gehirn das Sättigungsgefühl verstärkt, sodass der weitere Fettgewebeaufbau verhindert wird

LH: s. luteinisierendes Hormon

Lipidperoxidation: strukturschädigende Oxidation von Fettsäuren, z. B. als Bestandteile in Zellmembranen, sodass diese ihre Funktion verlieren

Lipolyse: Spaltung der Triglyceride in Fettsäuren und Glycerol

Lipoproteine: Transportform von fettlöslichen Substanzen im Blut. Bekannt sind die Chylomikronen, VLDL, LDL und HDL sowie Übergangsformen und Subtypen davon.

Lipoproteinlipase: Enzym im Blut, welches aus den Lipoproteinen Fettsäuren und Glycerol herausspaltet. Die Fettsäuren werden anschließend von den Zellen aufgenommen und als Energieträger verwertet.

LOGI-Ernährung: Kostform, bei der die Proteinzufuhr auf 20–40 kcal% gesteigert und die Kohlenhydratzufuhr auf 30–40 kcal% gesenkt wird; die Fettzufuhr liegt bei 30–40 kcal%, wobei auf die ernährungsphysiologische Wertigkeit der Fette geachtet wird; laut Meta-Analysen effektiv zur Ernährungstherapie des metabolischen Syndroms geeignet.

luteinisierendes Hormon: (= LH) im Gehirn gebildetes Hormon, welches die Testosteronbildung und Funktionalität der Hoden stimuliert

Lysosom: enzymhaltiges Zellorganell, das dem Abbau von verschiedensten Substanzen dient

M

Makronährstoffe: übergeordneter Begriff für Fette, Kohlenhydrate und Proteine

Malonyl-CoA: Ausgangssubstanz der körpereigenen Fettsäuresynthese; wird aus Acetyl-CoA gebildet

maximales Sauerstoffaufnahmevermögen: (= VO_2max) Das Sauerstoffaufnahmevermögen ist ein leistungsbegrenzender Faktor. Bei maximaler VO_2 ist die maximale Leistungsfähigkeit erreicht.

Menstruation: monatlicher Blutungszyklus der Frau

Meta-Analyse: Form der wissenschaftlichen Veröffentlichung mit höchster Aussagekraft; Verrechnung der Ergebnisse mehrerer randomisierter, kontrollierter Studien

metabolisches Syndrom: Kombiniertes Auftreten von mindestens zwei der folgenden gesundheitlichen Störungen wie Übergewicht, Bluthochdruck, Dyslipoproteinämie und Insulinresistenz; mündet über Arteriosklerose im Herzinfarkt

Metastasen: im Körper auftretende Krebsgewebeherde, die ausgehend von einer primären Krebsgeschwulst gestreut wurden

Mikronährstoffe: übergeordneter Begriff für Mineralstoffe und Vitamine

Mikrotubuli: Teil des Zellskelettes; röhrenförmige Gebilde in Zellen, die der Formgebung und zum Stofftransport dienen

Mischkost: Bezeichnung für eine Kost, welche uneingeschränkt Lebensmittel pflanzlicher und tierischer Herkunft berücksichtigt

mitochondrial: das Mitochondrium betreffend

Mitochondrium: Zellorganell des aeroben Stoffabbaus, in welchem Oxosäuren, Fettsäuren und Acetyl-CoA zur ATP-Gewinnung bzw. Energiebereitstellung verbrannt werden

N

Nebennieren: drüsenartige Gewebe, die auf den Nieren aufsitzen

Neuropeptid-Y: in Gehirn, Magen-Darm-Trakt und anderen Organen gebildetes hungerauslösendes Hormon; wirkt als Neurotransmitter; hat zudem Wirkung auf Wundheilung, Herzfrequenz und Angiogenese

O

Ökonomisierung: Optimierung des Aufwand-Nutzen-Verhältnisses

Östrogen: weibliches Geschlechtshormon, gebildet in den Eierstöcken

Oxalessigsäure: Ausgangssubstanz des Zitronensäurezyklus; verbindet sich mit Acetyl-CoA, das dann vollständig abgebaut wird, die verbleibende Oxalessigsäure steht dann für weitere Zyklen zur Verfügung

oxidativer Stress: Effekt der freien Radikale

Oxosäuren: (= Ketosäuren) „Kohlenstoffskelett" das verbleibt, wenn Aminosäuren desaminiert werden

P

pesco-ovo-lacto-vegetabil: Kostform, bei der Fisch, Eier, Milch und pflanzliche Kost erlaubt sind, Fleisch jedoch gemieden wird

Phosophofruktokinase: insulingeregeltes Enzym im Glukoseabbau; Stimuliert die Bildung von Fruktose-1,6-bisphosphat aus Fruktose-6-phosphat

Phosphorylierung: Reaktion, bei der ein Phosphatrest übertragen wird

Physiologie: Lehre von den Abläufen in und zwischen den Geweben und Organen

Pyruvat: (= Brenztraubensäure) Endprodukt der Glykolyse, welches aerob weiter zu Acetyl-CoA und anaerob weiter zu Milchsäure abgebaut wird

Pyruvatdehydrogenase: Enzym, das die Bildung von Acetyl-CoA aus Pyruvat ermöglicht

R

Radikale, freie: Moleküle oder Atome, denen ein oder mehrere Elektronen fehlen. Freie Radikale sind hochreaktiv, verursachen oxidativen Stress, der zur Schädigung anderer Atome, Moleküle, Zellen und Gewebe beitragen kann

randomisierte kontrollierte (doppel)blinde Studie: (= RCT = randomised controlled trial) Form der Durchführung eines wissenschaftlichen Versuchs, bei der eine Testgruppe mit bestimmten Eigenschaften mit einer Placebogruppe mit den gleichen bestimmten Eigenschaften verglichen wird; weder die Personen der Test- und Placebogruppe noch der Versuchsleiter kennen die Intervention

REM-Stadium: (= Rapid Eye Movement) Schlafphase mit erhöhter Augenbewegung, erhöhter Hirnaktivität, erhöhtem Blutdruck und erhöhtem Puls; REM macht 20–25% bzw. drei Stunden des Schlafes aus

Re-Test: wiederholter Test nach einer Intervention, der vergleichend zu einem bereits vor der Intervention erfolgten Test angestellt wird

Retikulozyten: im Knochenmark gebildete jugendliche rote Blutkörperchen, die dann zu Erythrozyten reifen

Ribosomen: Zellorganellen, die an der Proteinbiosynthese beteiligt sind

Retikulum, endoplasmatisches: s. endoplasmatisches Retikulum

Retikulum, sarkoplasmatisches: spezielle Form des endoplasmatischen Retikulums in den Muskelzellen mit kalziumspeichernder Funktion

S

Serotonin: (= Glückshormon) Hormon, das im Gehirn aus Tryptophan gebildet wird; wirkt beruhigend und wohlgefühlauslösend

signifikant: (= bedeutsam, kennzeichnend) Die Veränderung einer Messgröße wird als signifikant bezeichnet, wenn eine hohe Wahrscheinlichkeit besteht (dies kann durch statistische Tests berechnet werden), dass diese Änderung nicht zufällig entstanden ist.

Supplementierung: Zugabe von bestimmten, meist isolierten und hoch dosierten Substanzen zur täglichen Ernährung

T

Taillenumfang: Bauchumfang

Testosteron: männliches Geschlechtshormon, das im Hoden gebildet wird

Translokation: Ortsveränderung

Triglyceride: (= Neutralfette) bedeutendste Form der Fette in der Nahrung. Ein Triglycerid besteht aus drei Fettsäuren und einem Molekül Glycerol.

Tryptophan: lebensnotwendige Aminosäure, die am Aufbau der körpereigenen Proteine beteiligt ist

Tumor: Krebsgeschwulst

V

Vegetarier: Person, die Lebensmittel meidet, zu deren Herstellung Tiere getötet werden mussten

Vesikel: Abschnürungen des Golgi-Apparates mit Funktion des Stofftransportes

VLDL: (= Very Low Density Lipoprotein) Lipoprotein, das in der Leber gebildet und dann ins Blut abgegeben wird; Vorstufe des LDL

VO_2max: = maximales Sauerstoffaufnahmevermögen. Das Sauerstoffaufnahmevermögen ist ein leistungsbegrenzender Faktor. Bei maximaler VO_2 ist die maximale Leistungsfähigkeit erreicht.

W

Wachstumshormon: (= GH/STH/Somatropin) Hormon aus dem Gehirn, mit knochen- und muskelaufbauender sowie energiespeicherfreisetzender Wirkung

Z

Zellmembran: äußere Schicht der Zelle, welche die Zelle von der Umgebung abgrenzt

Zellplasma: Grundsubstanzflüssigkeit, welche Zellen ausfüllt. In dieser sind die Zellorganellen eingebettet und Substanzen gelöst. Zahlreiche biochemische Reaktionen finden im Zellplasma statt.

Zitronensäurezyklus: energiebereitstellender Stoffwechselprozess, durch den Acetyl-CoA vollständig zu Wasser und Kohlendioxid abgebaut wird

Zone Diet: Kostform, bei der jeweils ein Drittel der Energie durch jeden der Makronährstoffe (Fette, Eiweiße und Kohlenhydrate) aufgenommen wird

Literatur

Studien und Reviews

Accuro A, Bernstein RK, Dahlqvist A et al. Dietary carbohydrate restriction in type 2 diabetes mellitus and metabolic syndrome: time for a critical appraisal. Nutr Metab 2008; 5: 9

Achten J, Jeukendrup AE. Optimizing fat oxidation through exercise and diet. Nutrition 2004; 20 (7–8): 716–27

ADA. American Diabetes Association. Nutrition recommendations and interventions for diabetes. A position statement of the American Diabetes Associaton. Diabetes Care 2008; 31; suppl 1: S 61–78

Afaghi A, O'Connor H, Chow CM. High-glycemic-index carbohydrate meals shorten sleep onset. Am J Clin Nutr 2007; 85: 426–30

Afaghi A, O'Connor H, Chow CM. Acute effects of the very low carbohydrate diet on sleep indices. Nutr Neurosci 2008; 11 (4): 146–54

Affarah HB, Dallas Hall W, Heymsfield SB et al. High-carbohydrate diet: antinatriuretic and blood pressure response in normal men. Am J Clin Nutr 1986; 44: 341–348

Ahlborg G, Felig P, Hagenfeldt L et al. Substrate turnover during prolonged exercise in Man. Splanchnic and leg metabolism of glucose, free fatty acids, and amino acids. J Clin Invest 1974; 53: 1080–1090

Arena B, Maffulli N, Maffulli F et al. Reproductive hormones and menstrual changes with exercise in female athletes. Sports Med 1995; 19 (4): 278–87

Bale P, Doust J, Dawson D. Gymnasts, distance runners, anorexics body composition and menstrual status. J Sports Med Phys Fitness 1996; 36 (1): 49–53

Barcley AW, Petocz P, McMillan-Price J et al. Glycemic index, glycemic load, and chronic disease risk – a meta-analysis of observational studies. Am J Clin Nutr 2008; 87: 627–37

Bell KS, Schmitz-Pfeiffer C, Lim-Fraser et al. Acute reversal of lipid-induced muscle insulin resistance is associated with rapid alteration in PKC localization. Am J Physiol Endocrinol Metab 2000; 279: E 1196–E 1201

Bergstrom J, Hermansen L, Hultman E et al. Diet, muscle glycogen and physical performance. Acta Physiol Scand 1967; 71: 140–150

Bernstein AM, Treyzon L, Zhaoping L. Are high-protein, vegetable-based diets safe for kidney function? A review of the literature. J Am Diet Assoc 2007; 107: 644–650

Bezaire V, Bruce CR, Heigenhauser GJF et al. Identification of fatty acid translocase on human skeletal muscle mitochondrial membranes: essential role in fatty acid oxidation. Am J Physiol Endocrinol Metab 2006; 290: E 509–E 515

Bonnard C, Durand A, Peyrol S et al. Mitochondrial dysfunction results from oxidative stress in the skeletal muscle of diet-induced insulin-resistant mice. J Clin Invest 2008; 118 (2): 789–800

Boyadjiev N. Increase of aerobic capacity by submaximal training and high-fat diets. Folia Med (Plovdiv) 1996; 38 (1): 49–59

Bosch AN, Dennis SC, Noakes TD. Influence of carbohydrate loading on fuel substrate turnover and oxidation during prolonged exercise. J Appl Physiol 1993; 74: 1921–1927

Bough KJ, Wetherington J, Hassel B et al. Mitochondrial biogenesis in the anticonvulsant mechanism of the ketogenic diet. Ann Neurol 2006; 60 (2): 223–35

Brooks GA, Mercier J. Balance of carbohydrate and lipid utilization during exercise: the „crossover" concept. J Appl Physiol 1994; 76: 2253–2261

Brozek J, Grande F, Anderson J et al. Densitometric analysis of body composition: revision of some quantitative assumptions. Ann NY Acad Sci 1963; 110: 113–140

Bruni V, Dei M, Filicetti MF et al. Predictors of bone loss in young women with restrictive eating disorders. Pediatr Endocrinol Rev 2006; 3 (Suppl 1): 219–21

Burke LM, Angus DJ, Cox GR et al. Effect of fat adaptation and carbohydrate restoration on metabolism and performance during prolonged exercise. J Appl Physiol 2000; 89: 2413–2421

Burke LM, Hawley JA. Effects of short-term fat adaptation on metabolism and performance of prolonged exercise. Med Sci Sports Exerc 2002; 34 (9): 1492–8

Burke LM, Hawley JA, Angus DJ et al. Adaptations to short-term high-fat diet persist during exercise despite high carbohydrate availability. Med Sci Sports Exerc 2002; 34 (1): 83–91

Cahill GF. Starvation in man. N Engl J Med 1970; 282: 668–75

Calderon JL, Zadshir A, Norris K. A survey of kidney disease and risk-factor information on the World Wide Web. MedGenMed 2004; 6 (4): 3

Calles-Escandon J, Driscoll P. Free fatty acid metabolism in aerobically fit individuals. J Appl Physiol 1994; 77: 2374–2379

Calloway DH, Spector H. Nitrogen balance as related to caloric and protein intake in active young men. Am J Clin Nutr 1954; 2 (6): 405–412

Cameron-Smith D, Burke LM, Angus DJ et al. A short-term, high-fat diet up-regulates lipid metabolism and gene expression in human skeletal muscle. Am J Clin Nutr 2003; 77: 313–8

Carey AL, Staudacher HM, Cummings NK et al. Effect of fat adaptation and carbohydrate restoration on prolonged endurance exercise. J Appl Physiol 2001; 91: 115–122

Catala-Niell A, Estrany ME, Proenza AM et al. Skeletal muscle and liver oxidative metabolism in response to a voluntary isocaloric intake of a high fat diet in male and female rats. Cell Physiol Biochem 2008; 22 (1–4): 327–36

Chen YJ, Wong SH, Wong CK et al. Effect of preexercise meals with different glycemic indices and loads on metabolic responses and endurance running. Int J Sport Nutr Exerc Metab 2008; 18 (3): 281–300

Cheng B, Karamizrak O, Noakes TD et al. Time course of the effects of a high-fat diet and voluntary exercise on muscle enzyme activity in long-evans rats. Physiol Behav 1997; 61 (5): 701–705

Chul-Hee K, Youn JH, Park JY et al. Effects of high-fat diet and exercise training on intracellular glucose metabolism in rats. Am J Physiol Endocrinol Metab 2000; 278: E 977–E 984

Cohen JC, Noakes TD, Benade AJ. Serum triglyceride responses to fatty meals: effects of meal fat content. Am J Clin Nutr 1988; 47 (5): 825–7

Conrad KP. Mechanisms of renal vasodilation and hyperfiltration during pregnancy. J Soc Gynecol Investig 2004; 11 (7): 438–448

Copper DM, Radom-Aizik S, Schwindt C et al. Dangerous exercise: lessons learned from dysregulated inflammatory reponses to physical activity. J Appl Physiol 2007; 103: 700–709

Corcoran MP, Lamon-Fava S, Fielding RA. Skeletal muscle lipid deposition and insulin resistance: effect of dietary fatty acids and exercise. Am J Clin Nutr 2007; 85: 662 77

Cordain L, Brand Miller J, Eaton SB et al. Plant-animal subsistence ratios and macronutrient energy estimations in worldwide hunter-gatherer diets. Am J Clin Nutr 2000; 71: 682–92

Corring T, Chayvialle JA. Diet composition and the plasma levels of some peptides regulating pancreatic secretion in the pig. Reprod Nutr Dev 1987; 27 (6): 967–77

Costill DL. Carbohydrates for exercise: dietary demands for optimal performance. Intl J Sports Med 1988; 9: 1–18

Coyle EF, Jeukendrup AE, Oseto MC et al. Low-fat diet alters intramuscular substrates and reduces lipolysis and fat oxidation during exercise. Am J Physiol Endocrinol 2001; 280: E 391–E 398

Coyle EF, Jeukendrup AE, Wagenmakers AJ, Saris WH. Fatty acid oxidation is directly regulated by carbohydrate metabolism during exercise. Am J Physiol 1997; 273 (2 Pt 1): E 268–75

Crepaldi G, Romanato G, Tonin P et al. Osteoporosis and body composition. J Endocrinol Invest 2007; 30 (6 Suppl): 42–7

Cutler DL, Gray CG, Park SW et al. Low-carbohydrate diet alters intracellular glucose metabolism but not overall glucose disposal in exercise-trained subjects. Metabolism 1995; 44 (10): 1264–1270

Decombaz J, Schmitt B, Ith M et al. Postexercise fat intake repletes intramyocellular lipids but not faster in trained than in sedentary subjects. Am J Physiol Regul Integr Comp Physiol 2001; 281: R 760–R 769

Despres JP, Bouchard C, Savard R et al. The effect of a 20-week endurance training program on adipose-tissue morphology and lipolysis in men and women. Metabolism 1984; 33: 235–239

Devaraj S, Wang-Polagruto J, Polagruto J et al. High-fat, energy-dense, fast-food-style breakfast results in an increase in oxidative stress in metabolic syndrome. Metabolism 2008; 57 (6): 867–70

Dröge W. Free radicals in the physiological control of cell function. Physiol Rev 2002; 82: 47–95

Dubick MA, Majumdar APN, Kaysen GA et al. Secretagogue-induced enzyme release from the exocrine pancreas of rats following adaptation to a high protein diet. J Nutr 1988; 118: 305–310

Duhamel TA, Green HJ, Perco JG et al. Effects of prior exercise and low-carbohydrate diet on muscle sarcoplasmic reticulum function during cycling in women. J Appl Physiol 2006; 101: 695–706

Dyck DJ, Putman CT, Heigenhauser GJF et al. Regulation of fat-carbohydrate interaction in skeletal muscle during intense aerobic cycling. Am J Physiol 1993; 265: E 852–E 859

Emken EA. Metabolism of dietary stearic acid relative to other fatty acids in human subjects. Am J Clin Nutr 1994; 60 (suppl): 1023 S–8 S

Erlenbusch M, Haub M, Munoz K et al. Effect of high-fat or high-carbohydrate diets on endurance exercise: a meta-analysis. Int J Sport Nutr Exerc Metab 2005; 15: 1–14

Febbraio MA, Chiu A, Angus DJ et al. Effects of carbohydrate ingestion before and during exercise on glucose kinetics and performance. J Appl Physiol 2000; 89: 2220–2226

Fex M, Nitert MD, Wierup N et al. Enhanced mitochondrial metabolism may account fort the adaptation to insulin resistance in islets from C57BL/6J mice fed a high-fat diet. Diabetologia 2007; 50 (1): 74–83

Flores CA, Brannon PM, Bustamante SA et al. Effect of diet on intestinal and pancreatic enzyme activities in the pig. J Pediatr Gastroenterol Nutr 1988; 7 (6): 914–21

Friedman AN. High-protein diets: potential effects on the kidney in renal health and disease. Am J Kidney Dis 2004; 44: 950–962

Frisch RE. Body fat, menarche, fitness and fertility. Hum Reprod 1987; 2 (6): 521–33

Galbo H, Holst JJ, Christensen NJ. The effect of different diets and of insulin on the hormonal response to prolonged exercise. Acta Physiol Scand 1997; 107 (1): 19–32

Gao Q, Horvath TL. Cross-talk between estrogen and leptin signalling in the hypothalamus. Am J Physiol Endocrinol Metab 2008; 294 (5): E 817–26

Garcia-Roves PM, Fernandez S, Rodrigues M. Eating pattern and nutritional status of international elite flatwater paddlers. Int J Sport Nutr Exerc Metab 2000; 10: 182–198

Garcia-Roves P, Huss JM, Han DH et al. Raising plasma fatty acid concentration induces increased biogenesis of mitochondria in skeletal muscle. PNAS 2007; 104 (25): 10709–10713

Garg A. High-monounsaturated-fat diets for patients with diabetes mellitus: a meta-analysis. Am J Clin Nutr 1998; 67 (suppl): 577 S–82 S

Geelen SN, Blazques C, Geelen MJ et al. High fat intake lowers hepatic fatty acid synthesis and raises fatty acid oxidation in aerobic muscle in Shetland ponies. Br J Nutr 2001; 86 (1): 31–6

Gerlach KE, Burton HW, Dorn JM et al. Fat intake and injury in female runners. J Int Soc Sports Nutr 2008; 5: 1

Gibala MJ, Peirce N, Constantin-Teodosiu, Greenhaff PL. Exercise with low muscle glycogen augments TCA cycle anaplerosis but impairs oxidative energy provision in humans. J Physiol 2002; 540 (3): 1079–1086

Gidez LI. Effect of dietary fat on pancreatic lipase levels in the rat. J Lipid Res 1973; 14: 169–177

Gleeson M. Can nutrition limit exercise-induced immunodepression? Nutr Rev 2006; 64 (3): 119–31

Greathouse KL, Samuels M, DiMarco NM et al. Effects of increased dietary fat and exercise on skeletal muscle lipid peroxidation and antioxidant capacity in male rats. Eur J Nutr (2005); 44: 429–435

Guan Z, Vgontzas AN, Bixler EO et al. Sleep is increased by weight gain and decreased by weight loss in mice. Sleep 2008; 31 (5): 627–33

Halle M, Berg A, Garwers U et al. Influence of 4 weeks intervention by exercise and diet on low-density lipoprotein subfractions in obese men with type 2 diabetes. Metabolism 1999; 48 (5): 641–644

Halton TL, Liu S, Manson JE et al. Low-carbohydrate-diet score and risk of type 2 diabetes in women. Am J Clin Nutr 2008; 87: 339–46

Hancock CR, Han DH, Chen M et al. High-fat diets cause insulin resistance despite an increase in muscle mitochondria. Proc Natl Acad Sci U S A 2008; 105 (22): 7815–20

Havemann L, West SJ, Goedecke JH et al. Fat adaptation followed by carbohydrate loading compromises high-intensity sprint performance. J Appl Physiol 2006; 100 (1): 194–202

Hawley JA, Brouns F, Jeukendrup A. Strategies to enhance fat utilisation during exercise. Sports Med 1998; 25 (4): 241–57

Helge JW. Long-term fat diet adaptation effects on performance, training capacity, and fat utilization. Med Sci Sports Exerc 2002; 34 (9): 1499–504

He K, Xu Y, Horn LV. The puzzle of dietary fat intake and risk of ischemic stroke: A brief review of epidemiologic data. J Am Diet Assoc 2007; 107: 287–295

Helge JW, Richter EA, Kiens B. Interaction of training and diet on metabolism and endurance during exercise in man. J Physiol 1996; 492 (1): 293–306

Helge JW, Watt PW, Richter EA et al. Fat utilization during exercise: adaptation to a fat-rich diet increases utilization of plasma fatty acids and very low density lipoprotein-triacylglycerol in humans. J Physiol 2001; 537 (3): 1009–1020

Hession M, Rolland C, Kulkarni U et al. Systematic review of randomized controlled trials of low-carbohydrate vs. low-fat/low-calorie diets in the management of obesity and its comorbidities. Obes Rev 2009; Vol. 10, 1: 36–50

Holloszy JO. Biochemical adaptations in muscle: effects of exercise on mitochondrial oxygen uptake and respiratory enzyme activity in skeletal muscle. J Biol Chem 1967; 242: 2278–2282

Holloway GP, Bezaire V, Heigenhauser GJF et al. Mitochondrial long chain fatty acid oxidation, fatty acid translocase/CD36 content and carnitine palmitoyltransferase I activity in human skeletal muscle during aerobic exercise. J Physiol 2006; 571,1: 201–210

Holmes AL, Sanderson B, Maisiak R et al. Dietitian Services Are Associated with Improved Patient Outcomes and the MEDFICTS Dietary Assessment Questionaire Is a Suitable Outcome Measure in Cardiac Rehabilitation. J Am Diet Assoc 2005; 105: 1533–1540

Hood DA. Plasticity in Skeletal, Cardiac, and Smooth Muscle. Invited Review: Contractile activity-induced mitochondrial biogenesis in skeletal muscle. J Appl Physiol 2001; 90: 1137–1157

Hoppeler H, Billeter R, Horvath PJ et al. Muscle structure with low- and high-fat diets in well-trained runners. Int J Sports Med 1999; 20 (8): 522–6

Horowitz JF, Mora-Rodriguez, Lauri OB et al. Lipolytic suppression following carbohydrate ingestion limits fat oxidation during exercise. Am J Physiol 1997; 273: E 768–E 775

Horvath PJ, Eagen CK, Fisher NM et al. The effect of varying dietary fat on performance and metabolism in trained male and female runners. J Am Coll Nutr 2000; 19 (1): 52–60

Houghton MR, Morgan RG, Gracey M. Effects of long-term dietary modifications on pancreatic enzyme activity. J Pediatr Gastroenterol Nutr 1983; 2 (3): 548–54

Howlett J, Ashwell M. Glycemic response and health: summary of a workshop. Am J Clin Nutr 2008; 87 (Suppl): 212–6 S

Hsiao PJ, Hsieh TJ, Kuo KK et al. Pioglitazone retrieves hepatic antioxidant DNA repair in a mice model of high fat diet. BMC Molecular Biology 2008; 9: 82

Hultman E. Dietary Manipulation and Aid to Preparation for competitions. In: Proceedings of the World Conference on Sports Medicine, Melbourne 1974; 239–265

Iossa S, Mollica MP, Lionetti L et al. Skeletal muscle oxidative capacity in rats fed high-fat diet. Int J Obes 2002; 26: 65–72

Jacobs I, Lithell H, Karlsson J. Dietary effects on lipoprotein lipase activity in skeletal muscle in men. Acta Physiol Scand 1982; 115: 85–90

Jansson E, Kaijser L. Effect of diet on the utilization of blood-borne and intramuscular substrates during exercise in man. Acta Physiol Scand 1982; 115 (1): 19–30

Jenkins DJA, Josse AR, Labelle R et al. Nonalcoholic steatohepatitis, ecotopic fat, and the glycemic index. Am J Clin Nutr 2006; 84: 3–4

Jeukendrup AE. Fettverbrennung und körperliche Aktivität. Dt. Zeitschr. Sportmed 2005; 56(9): 337-338

Jeukendrup AE, Borghouts LB, Saris WHM et al. Reduced oxidation rates of ingested glucose during prolonged exercise with low endogenous CHO availability. J Appl Physiol 1996; 81 (5): 1952–1957

Johnson NA, Stannard SR, Mehalski K et al. Intramyocellular triaglycerol in prolonged cycling with high- and low-carbohydrate availability. J Appl Physiol 2003; 94: 1365–1372

Jones PJH, Pencharz PB, Clandinin MT. Whole body oxidation of dietary fatty acids: implications for energy utilization. Am J Clin Nutr 1985; 42: 769–777

Justice JD, Brannon PM. Synthesis of amylase by cultured rat pancreatic acinar cells: effects of antecedent diet. J Nutr 1989; 119: 805–812

Kahn BB, Pedersen O. Suppresion of GLUT-4 expression in skeletal muscle of rats that are obese from high fat feeding but not from carbohydrate feeding or genetic obesity. Endocrinology 1993; 132: 13–22

Kelley DE, Mandarino LJ. Fuel selection in human skeletal muscle in insulin resistance. A Reexamination. Diabetes 2000; 49: 677–683

Kiens B, Essen-Gustavsson B, Christensen NJ, Saltin B. Skeletal muscle substrate utilization during submaximal exercise in man: effect of endurance training. J Physiol. 1993 Sep; 469: 459–78

Kiens B, Essen-Gustavsson B, Gad P et al. Lipoproteinlipase activity and intramuscular triglyceride stores after longterm high fat and high carbohydrate diets in physically trained men. Clin Physiol 1987; 7: 1–9

Kirk JK, Graves DE, Craven TE et al. Restricted-carbohydrate diets in patients with type 2 diabetes : A meta-analysis. J Am Diet Assoc 2008; 108: 91–100

Klohe Lehman DM, Freeland-Graves J, Anderson ER et al. Nutrition knowledge is associated with greater weight loss in obese and overweight low-income mothers. J Am Diet Assoc 2006; 106: 65–75

Krauss RM, Blanche PJ, Rawlings RS et al. Separate effects of reduced carbohydrate intake and weight loss on atherogenic dyslipidemia. Am J Clin Nutr 2006; 83: 1025–31

Kubota M, Koshinaka K, Kawata Y et al. Effects of continuous low-carbohydrate diet after long-term exercise on GLUT-4 protein content in rat skeletal muscle. Horm Metab Res 2008; 40 (1): 24–8

Lambert EV, Goedecke JH, van Zyl C et al. High-fat diet versus habitual diet prior to carbohydrate loading: effects on exercise metabolism and cycling performance. Int J Sport Nutr Exerc Metab 2001; 11: 209–225

Langfort J, Pilis W, Zarzeczny et al. Effect of low-carbohydrate – ketogenic diet on metabolic and hormonal responses to graded exercise in men. J Physiol Pharmacol 1996; 47 (2): 361–371

Larsen CS. Animal Source Foods and Human Health during Evolution. J Nutr 2003; 133: 3893 S–3887 S

Larson-Meyer DE, Borkhsenious ON, Gullett JC et al. Effect of dietary fat on serum and intramyocellular lipids and running performance. Med Sci Sports Exerc 2008; 40 (5): 892–902

Le KA, Bortolotti M. Role of dietary carbohydrates and macronutrients in the pathogenesis of non-alcoholic fatty liver disease. Curr Opin Clin Nutr Metab Care 2008; 11 (4): 477–82

Lee JS, Bruce CR, Tunstall RJ. Interaction of exercise and diet on GLUT-4 protein and gene expression in Type I and Type II rat skeletal muscle. Acta Physiol Scand. 2002 May; 175 (1): 37–44

Lee KY, Ahn HC, Kim C et al. Pancreatic exocrine response to long-term high-fat diets in rats. JOP J Pancreas (Online) 2006; 7(4): 397–404

Littman AJ, Vitiello MV, Foster-Schubert K et al. Sleep, ghrelin, leptin, and changes in body weight during a 1-year moderate-intensity physical activity intervention. Int J Obes (Lond) 2007; 31 (3): 466–75

Lemon PW. Is increased dietary protein necessary or beneficial for individuals with physically active lifestyle? Nutr Rev 1996; 54 (4 Pt 2): S169–75

Livesley G, Taylor R, Hulshof T et al. Glycemic response ad health – a systematic review and meta-analysis: the database, study characteristics, and macronutrient intakes. Am J Clin Nutr 2008; 87 (suppl) 223 S–36 S

Manninen AH. Are high-protein diets safe for kidney function? J Am Diet Assoc 2007; 107 (10): 1722

Martin WF, Armstrong LE, Rodriques NR. Dietary protein intake and renal function. Nutr Metab 2005; 2: 25

Matsuzawa-Nagata N, Takamura T, Ando H et al. Increased oxidative stress precedes the onset of high-fat diet-induced insulin resistance and obesity. Metab Clin Exper 2008; 57: 1071–1077

McConell G, Snow RJ, Proietto J et al. Muscle metabolism durino exercise in humans: influence of carbohydrate availability. J Appl Physiol 1999; 87 (3): 1083–1086

McGarry JD, Brown NF. The mitochondrial carnitine palmitoyltransferase system: from concept to molecular analysis. Eur J Biochem 1997; 224: 1–14

McLaughlin T, Carter S, Lamendola C et al. Effects of moderate variations in macronutrient composition on weight loss and reduction in cardiovascular disease risk in obese, insulin-resistant adults. Am J Clin Nutr 2006; 84: 813–21

Menendez-Carreno M, Ansorena D, Milagro FI et al. Inhibition of serum cholesterol oxidation by dietary vitamin C and selenium intake in high fat fed rats. Lipids 2008; 43 (3): 383–90

Miller WC, Bryce GR, Conlee RK. Adaptations to a high-fat diet that increase exercise endurance in male rats. J Appl Physiol 1984; 56: 78–83

Moreira A, Kekkonen RA, Delgado L et al. Nutritional modulation of exercise-induced immunodepression in athletes: a systematic review and meta-analysis. Eur J Clin Nutr 2006

Mourtzakis M, Saltin B, Graham T et al. Carbohydrate metabolism during prolonged exercise and recovery: interactions between pyruvate dehydrogenase, fatty acids, and amino acids. J Appl Physiol 2006; 100: 1822–1830

Muoio DM, Leddy JJ, Horvath PJ et al. Effect of dietary fat on metabolic adjustments to maximal VO_2 and endurance in runners. Med Sci Sports Exerc 1994; 26: 81–88

Nielsen JV, Joensson EA. Low-carbohydrate diet in type 2 diabetes: stable improvement of bodyweight and glycemic control during 44 months follow up. Nutr Metab 2008; 5: 14

Oh SY, Cho YK, Kang MS et al. The association between increased alanine aminotransferase activity and metabolic factors in non-alcoholic fatty liver disease. Metab Clin Exper 2006; 55: 1604–1609

Opperman AM, Venter CS, Oosthuizen W et al. Meta-Analysis of the health effects of using the glycaemic index in meal-planning. Br J Nutr 2004; 92: 367–381

Peairs AT, Rankin JW. Inflammatory response to a high-fat, low-carbohydrate weight loss diet: effects of antioxidants. Obesity (Silver Spring) 2008; 16 (7): 1573–8

Pecoits-Filho R. Dietary protein intake and kidney disease in Western diet. Contrib Nephrol 2007; 155: 102–12

Pendergast DR, Horvath PJ, Leddy JJ et al. The role of dietary fat on performance, metabolism, and health. Am J Sports Med 1996; 24 (6): 53–58

Pendergast DR, Leddy JJ, Venkatraman JT. A Perspective on Fat Intake in Athletes. J Am Coll Nutr 2000; 19 (3): 345–350

Pettersson U, Stalnacke B, Ahlenius G et al. Low bone mass density at multiple skeletal sites, including the appendicular skeleton in amenorrheic runners. Calcif Tissue Int 1999; 64 (2): 117–25

Phillips F, Chen CN, Crisp AH et al. Isocaloric diet changes and electroencephalographic sleep. Lancet 1975; 2 (7938): 723–5

Phinney SD. Ketogenic diets and physical performance. Nutr Metab 2004; 1: 2

Phinney SD, Bistrian BR, Evans WJ et al. The human metabolic response to chronic ketosis without caloric restriction: preservation of submaximal exercise capability with reduced carbohydrate oxidation. Metabolism 1983; 32: 769–776

Phinney SD, Horton ES, Sims EAH et al. Capacity for moderate exercise in obese subjects after adaptation to a hypocaloric ketogenic diet. J Clin Invest 1980; 66: 1152–61

Pitsiladis YP, Smith I, Maughan RJ. Increased fat availability enhances the capacity of trained individuals to perform prolonged exercise. Med Sci Sports Exerc 1999; 31 (11): 1570–1579

Poortmans JR, Dellalieux O. Do regular high protein diets have potential health risks on kidney function in athletes? Int J Sport Nutr Exerc Metab 2000; 10 (1): 28–38

Punipali S, Sujitra T, Ouyporn T et al. Menstrual status and bone mineral density among female athletes. Nurs Health Sci 2005; 7 (4): 259–65

Raatz SK, Wimmer JK, Kwong CA et al. Intensive diet instruction by registered dietitians improves weight-loss success. J Am Diet Assoc 2008; 110–113

Rabast U, Vornberger KH, Ehl M. Loss of weight, sodium and water in obese persons consuming a high- or low-carbohydrate diet. Ann Nutr Metab 1981; 25 (6): 341–9

Randle PJ, Garland PB, Hales CN et al. The glucose fatty acid cycle: its role in insulin sensitivity and the metabolic disturbances of diabetes mellitus. Lancet 1963; 1: (7285): 785–9

Randle PJ. Fuel selection in animals. Biochem Soc Trans 1986; 14: 799–806

Randle PJ. Metabolic fuel selection: general integration at the whole-body level. Proc Nutr Soc 1995; 54 (1): 317–27

Randle PJ, Kerbey AL, Espinal J. Mechanisms decreasing glucose oxidation in diabetes and starvation: role of lipid fuels and hormones. Diabetes Metab Rev 1988; 4: 623–638

Randle PJ, Priestman DA, Mistry SC et al. Glucose fatty acid interactions and the regulation of glucose disposal. J Cell Biochem 1994; 55 Suppl 1: 1–11

Rankin JW, Turpyn AD. Low carbohydrate, high fat diet increases C-reactive protein during weight loss. J Am Coll Nutr 2007; 26 (2): 163–9

Riedt CS, Schlussel Y, von Thun N et al. Premenopausal overweight women do not lose bone during moderate weight loss with adequate or higher calcium intake. Am J Clin Nutr 2007; 85: 972–80

Roepstorff C, Halberg N, Hillig T et al. Malonyl-CoA and carnitine in regulation of fat oxidation in human skeletal muscle during exercise. Am J Physiol Endocrinol Metab 2005; 288: E 133–142

Romijn JA, Coyle EF, Sidossis LS et al. Regulation of endogenous fat and carbohydrate metabolism in relation to exercise intensity and duration. Am J Physiol. 1993 Sep; 265 (3 Pt 1): E 380–91

Rowlands DS, Hopkins WG. Effects of high-fat and high-carbohydrate diets on metabolism and performance in cycling. Metabolism 2002; 51 (6): 678–90

Ryan MC, Abbasi F, Lamendola C et al. Serum alanine aminotransferase levels decrease further with carbo hydrate than fat restriction in insulin-resistant adults. Diabetes Care 2007; 30: 1075–1080

Sacheck JM, Decker EA, Clarkson PM. The effect of diet on vitamin E intake and oxidative stress in response to acute exercise in female athletes. Eur J Appl Physiol 2000; 83 (1): 40–6

Saltin B, Hermansen L. Glycogen stores and severe prolonged exercise. In: Blix G. Nutrition and physical Activity. Almquist & Wiskell, Stockholm 1967; 5: 32–46

Schenk S, Horowitz JF. Acute exercise increases triglyceride synthesis in skeletal muscle and prevents fatty acid-induced insulin resistance. J Clin Invest 2007; 117 (6): 1690–1698

Schrauwen-Hinderling VB, Hesselink MK, Schrauwen P et al. Intramyocellular lipid content in human skeletal muscle. Obesity (Silver Spring) 2006; 14 (3): 357–67

Schrauwen P, Wagenmakers AJM, van Marken Lichtenbelt WD et al. Increase in fat oxidation on a high-fat diet is accompanied by an increase in triglyceride-derived fatty acid oxidation. Diabetes 2000; 49: 640–646

Schulz TJ, Zarse K, Voigt A et al. Glucose restriction extends caenorhabditis elegans life span by inducing mitochondrial respiration and increasing stress. Cell Metab 2007; 6: 280–293

Schwarz DR, Sack MN. Targeting the mitochondria to augment myocardial protection. Curr Opin Pharmacol 2008; 8 (2): 160–165

Sena CM, Louro T, Matafome P et al. Antioxidant and vascular effects of gliclazide in type-2-diabetic rats fed high fat diet. Physiol Res 2008; im Druck

Sherman WM, Costill DL. The marathon: dietary manipulation to optimize performance. Am J Sports Med 1984; 12: 44–51

Sherman WM, Costill DL, Fink WJ et al. Effect of exercise-diet manipulation on muscle glycogen and its subsequent utilization during performance. Int J Sports Med 1981; 2 (2): 114–8

Simi B, Sempore B, Mayet MH et al. Additive effects of training and high-fat diet on energy metabolism during exercise. J Appl Physiol 1991; 71: 197–203

Sinning WE, Little KD. Body composition and menstrual function in athletes. Sports Med 1987; 4 (1): 34–45

Starling RD, Trappe TA, Parcell AC et al. Effects of diet on muscle triglyceride and endurance performance. J Appl Physiol 1997; 82 (4): 1185–1189

Stepto NK, Carey AL, Staudacher HM et al. Effect of short-term fat adaptation on high-intensity training. Med Sci Sports Exerc 2002; 34 (3): 449–55

Stevenson EJ, Williams C, Mash LE et al. Influence of high-carbohydrate mixed meals with different glycemic indexes on substrate utilization during subsequent exercise in women. Am J Clin Nutr 2006; 84: 354–60

St-Onge MP, Newcomer BR, Buchthal S et al. Intramyocellular lipid content is lower with a low-fat diet than with high-fat diets, but that may not be relevant for health. Am J Clin Nutr 2007; 86 (5): 1316–22

Tamura Y, Watada H, Igarashi Y et al. Short-term effects of dietary fat on intramyocellular lipid in sprinters and endurance runners. Metab Clin Exp 2008; 57: 373–379

Tan CE, Chew LS, Chio LF et al. Cardiovascular risk factors and LDL subfraction profile in type 2 diabetes mellitus subjects with good glycaemic control. Diab Res Clin Pract 2001; 51: 107–114

Tanka Y, Aleksunes LM, Yeager RL et al. NF-E2-related factor 2 inhibits lipid accumulation and oxidative stress in mice fed a high-fat diet. J Pharmacol Exp Ther 2008; 325 (2): 655–64

Tapia PC. Sublethal mitochondrial stress with an attendant stoichiometric augmentation of reactive oxygen species may precipitate many of the beneficial alterations in cellular physiology produced by caloric restriction, intermittent fasting, exercise and dietary phytonutrients: "Mitohormesis" for health and vitality. Med Hypothes 2006; 66: 832–843

Taylor CR, Hoppeler H, Kennedy C et al. High fat diet improves aerobic performance by building mitochondria. FASEB J 1995; 9: 11029

Tendler D, Lin S, Yancy WS et al. The effect of a low-carbohydrate, ketogenic diet on non-alcoholic fatty liver disease: a pilot study. Dig Dis Sci 2007; 52 (2): 589–93

Thomas-Moya E, Gomez-Perez Y, Fiol M et al. Gender related differences in Paraoxonase 1 response to high-fat diet-induced oxidative stress. Obesity (Silver Spring) 2008; im Druck

Tinker LF, Bonds DE, Margolis KL et al. Low-Fat Dietary Pattern and Risk of Treated Diabetes Mellitus in Postmenopausal Women. The Women's Health Initiative Randomized Controlled Dietary Modification Trial. Arch Intern Med 2008; 168 (14): 1500–1511

Thorpe MP, Jacobson EH, Layman DK et al. A diet high in protein, dairy, and calcium attenuates bone loss over twelve months of weight loss and maintenance relative to a conventional high-carbohydrate diet in adults. J Nutr 2008; 138 (6): 1096–100

Tieu J, Crowther CA, Middleton P. Dietary advice in pregnancy for preventing gestational diabetes mellitus. Cochrane Database Syste Rev 2008; 16 (2): CD006674

Tomten SE, Falch JA, Birkeland KI et al. Bone mineral density and menstrual irregularities. A comparative study on cortical and trabecular bone structures in runners with alleged normal eating behaviour. Int J Sports Med 1998; 19 (2): 92–7

Tremblay A, Plourde G, Despres JP et al. Impact of dietary fat content and fat oxidation on energy intake in humans. Am J Clin Nutr 1989; 49: 799–805

Trenell MI, Stevenson E, Stockmann K et al. Effect of high and low glycaemic index recovery diets on intramuscular lipid oxidation during aerobic exercise. Br J Nutr 2008; 99: 326–332

Turner N, Bruce CR, Beale SM et al. Excess lipid availability increases mitochondrial fatty acid oxidative capacity in muscle: evidence against a role for reduced fatty acid oxidation in lipid-induced insulin resistance in rodents. Diabetes 2007; 56 (8): 2085–92

Valtuena S, Pellegrini N, Ardigo D et al. Dietary glycemic index and liver steatosis. Am J Clin Nutr 2006; 84: 136–42

Van Berge-Landry H, James GD. Serum electrolyte, serum protein, serum fat and renal responses to a dietary sodium challenge: allostasis and allostatic load. Ann Hum Biol 2004; 31 (4): 477–87

Van Loon LJC. Use of intramuscular triacylglycerol as a substrate source during exercise in humans. J Appl Physiol 2004; 97: 1170–1187

Van Loon LJC, Koopman R, Manders R et al. Intramyocellular lipid content in type 2 diabetes patients compared with overweight sedentary men and highly trained endurance athletes. Am J Physiol Endocrinol Metab 2004; 287: E 558–565

Venkatraman JT, Feng X, Pendergast D. Effects of dietary fat and endurance exercise on plasma Cortisol, Prostaglandin E2, Interferon-g and lipid peroxides in runners. J Am Coll Nutr 2001; 20 (5): 529–536

Vierhapper H. Effect of exogenous insulin on blood pressure regulation in healthy and diabetic subjects. Hypertension 1985; 7 (6 Pt 2): II49–53

Vogt M, Puntschart A, Howald H et al. Effects of dietary fat on muscle substrates, metabolism, and performance in athletes. Med Sci Sports Exerc 2003; 35 (6): 952–60

Volek JS, Forsythe CE, Kraemer WJ. Nutritional aspects of women strength athletes. Br J Sports Med 2006; 40: 742–748

Vozarova B, Stefan N, Lindsay RS et al. High alanine aminotransferase is associated with decreased hepatic insulin sensitivity and predicts the development of type 2 diabetes. Diabetes 2002; 51: 1889–1859

Wagner G, Kindrick S, Hertzler S et al. Effects of various forms of calcium on body weight and bone turnover markers in women participating in a weight loss program. J Am Coll Nutr 2007; 26 (5): 456–61

Wallace TM, Utzschneider KM, Tong J et al. Relationship of liver enzymes to insulin sensitivity and intra-abdominal fat. Diabetes Care 2007; 30 (10): 2673–8

Wee SL, Williams C, Tsintzas K et al. Ingestion of a high-glycemic index meal increases muscle glycogen storage at rest but augments its utilization during subsequent exercise. J Appl Physiol 2005; 99: 707–714

Westman EC, Vernon MC et al. Has carbohydrate-restriction been forgotten as a treatment for diabetes mellitus? A perspective on the ACCORD study design. Nutr Metab 2008; 5: 10

White AM, Johnston CS, Swan PD et al. Blood ketones are directly related to fatigue and perceived effort during exercise in overweight adults adhering to low-carbohydrate diets for weight loss: A pilot Study. J Am Diet Assoc 2007; 107 (10): 1792–6

Whitley HA, Humphreys SM, Campbell IT et al. Metabolic and performance responses during endurance exercise after high-fat and high-carbohydrate meals. J Appl Physiol 1998; 85 (2): 418–424

Willi SM, Oexmann MJ, Wright NM et al. The effects of a high-protein, low-fat, ketogenic diet on adolescents with morbid obesity: body composition, blood chemistries, and sleep abnormalities. Pediatrics 1998; 101 (1 Pt 1): 61–7

Wing RR, Tate DF, Gorin AA et al. A self-regulation program for maintenance of weight loss. N Engl J Med 2006; 355 (15): 1563–1571

Wolfe RR. Metabolic interactions between glucose and fatty acids in humans. J Clin Nutr 1998; 67 (suppl): 519–26 S

Wood RJ, Volek JS, Liu Y et al. Carbohydrate restriction alters lipoprotein metabolism by modifying VLDL, LDL, and HDL subfractions distribution and size in overweight men. J Nutr 2006; 136: 384–389

Wu CL, Nicholas C, Williams C et al. The influence of high-carbohydrate meals with different glycaemic indices on substrate utilisation during subsequent exercise. Br J Nutr 2003; 90 (6): 1049–56

Zderic TW, Davidson CJ, Schenk S et al. High-fat diet elevates resting intramuscular triglyceride concentration and whole body lipolysis during exercise. Am J Physiol Endocrinol Metab 2004; 286: E 217–225

Zofkova I. Hormonal Aspects of the Muscle-Bone Unit. Physiol Res 2008; 57 (Suppl. 1): S 159–169

Bücher

Cordain L, Friel J. The Paleo Diet for Athletes. A Nutritional Formula for Peak Athletic Performance. Rodale, 2005

FNB – Food and Nutrition Board, Institute of Medicine: Macronutrient and Healthful Diets. In: Dietary Reference Intakes for Energy, Carbohydrate, Fiber, Fat, Fatty Acids, Cholesterol, Protein, and Amino Acids (Macronutrients). Washington, D.C., The National Academies Press 2002: 609–696

Hargreaves M, Spriet L. Exercise Metabolism. Human Kinetics, 2006

Houston ME. Biochemistry Primer For Exercise Science. Human Kinetics, 2006

Jeukendrup A, Gleeson M. Sport Nutrition. An Introduction to Energy Production and Performance. Human Kinetics, 2004

Mougios V. Exercise Biochemistry. Human Kinetics, 2006

Nöcker J. Die Ernährung des Sportlers. Hofman-Verlag Schorndorf, 1974

Prinzhausen J. Strategien der Leistungsernährung für Sportler. Ein Handbuch unter Einbezug der Stoffwechseltypisierung. Akademos Verlag Hamburg-Berlin, 2003

Prinzhausen J. LOGI und Low Carb in der Sporternährung. Glykämischer Index und Glykämische Last – Einfluss auf Gesundheit und körperliche Leistungsfähigkeit. Systemed Verlag Lünen, 2005

Worm N. Syndrom X oder Ein Mammut auf den Teller! Mit Steinzeitdiät aus der Wohlstandsfalle. Systemed Verlag Lünen, 2004/2007